# Arbeitsheft Zahnmedizinische Fachangestellte

## Lernfelder 5–9

3., überarbeitete und erweiterte Auflage

von
Stefan Kurbjuhn
Monika Schierhorn
Eike Soltau
Sabine Werwitzke

Handwerk und Technik · Hamburg

ISBN 978-3-582-46144-5
Best.-Nr. 58613
Arbeitsheft – 3. Auflage

ISBN 978-3-582-14372-3
Best.-Nr. 58624
E-Book mit Lösungen – III/3. Auflage

Das Werk und seine Teile sind urheberrechtlich geschützt. Jede Nutzung in anderen als den gesetzlich oder durch bundesweite Vereinbarungen zugelassenen Fällen bedarf der vorherigen schriftlichen Einwilligung des Verlages. Die automatisierte Analyse des Werkes, um daraus Informationen insbesondere über Muster, Trends und Korrelationen gemäß § 44b UrhG („Text und Data Mining") zu gewinnen, ist untersagt. Die Verweise auf Internetadressen und -dateien beziehen sich auf deren Zustand und Inhalt zum Zeitpunkt der Drucklegung des Werks. Der Verlag übernimmt keinerlei Gewähr und Haftung für deren Aktualität oder Inhalt noch für den Inhalt von mit ihnen verlinkten weiteren Internetseiten.

Verlag Handwerk und Technik GmbH,
Lademannbogen 135, 22339 Hamburg; Postfach 63 05 00, 22331 Hamburg – 2023
E-Mail: info@handwerk-technik.de – Internet: www.handwerk-technik.de

Satz und Layout: PER MEDIEN & MARKETING GmbH, 38102 Braunschweig
Umschlagmotive: Fotolia Deutschland, Berlin, © www.fotolia.de: Bild 4 (Aguaviva); iStockphoto.com, Dublin, Irland: Bild 5 (EvgeniiAnd), Bild 6 (LuminaStock); Shutterstock Images LLC, New York, USA: Bild 1 (Stock-Asso), Bild 2 (FabrikaSimf), Bild 3 (Gajus)
Druck: Brüder Glöckler GmbH, 2752 Wöllersdorf

## Vorwort

Der zweite Band der Arbeitsheftreihe für die Zahnmedizinischen Fachangestellten orientiert sich strikt an den Lernfeldern des aktuellen Rahmenlehrplans und untergliedert diese in Arbeitsblätter (AB). Es enthält Arbeitsblätter für alle Lernfelder des 2. Ausbildungsjahres – also auch Materialien für das wirtschaftlich orientierte Lernfeld 9.

Die methodisch vielfältigen Aufgaben und Arbeitsaufträge lassen sich mit dem Fachbuch und dem Wirtschaftskundebuch bearbeiten und lösen. Zusätzlich notwendige Informationen und Materialien enthält der Anhang auf den Seiten 125 ff.

Weitere Merkmale:
- Die Arbeitsblätter enthalten die grundlegenden prüfungsrelevanten Inhalte und viele aussagekräftige Abbildungen.
- Da die Arbeitsblätter gelocht sind, können sie in die eigene Mappe eingefügt werden.
- Am Ende jedes Lernfeldes bietet der Fachworttrainer eine spielerische Wiederholung und Einübung der wichtigsten Fachbegriffe und damit der Lernfeldinhalte.
- Einzelne Arbeitsblätter enthalten Zuordnungsaufgaben, die mithilfe eines Schneidebogens (am Ende des Heftes) gelöst werden können.
- Ein Lösungsheft für die Lehrenden und Ausbilderinnen / Ausbilder liegt als eLöser vor.

Verlag und Autorenteam wünschen allen Nutzern eine erfolgreiche Arbeit und Ausbildung. Hinweise und Verbesserungsvorschläge sind jederzeit willkommen.

Liebe Nutzerin, lieber Nutzer,

in diesem Buch ist von Patienten, Kranken, Zahnärzten, ... die Rede und immer sind selbstverständlich Menschen jeden Geschlechts gemeint. Wir sprechen von der Zahnmedizinischen Fachangestellten, weil es in der Praxis sehr viele Frauen sind, die diesen Beruf ausüben.

Wir haben zugunsten der einfacheren Lesbarkeit die parallele Nennung der weiblichen und der männlichen Form unterlassen; wir schreiben also beispielsweise nicht Patient / Patientin oder Zahnarzt / Zahnärztin.

Wir bitten dafür um Ihr Verständnis und meinen auch in Ihrem Sinne zu handeln.

Außerdem möchten wir darauf hinweisen, dass fast ausschließlich die Abkürzung ZFA verwendet wird.

In diesem Sinne viel Freude und Erfolg beim Arbeiten mit diesem Buch!

# Inhalt

Vorwort .................................................................................................................... 3
Bildquellenverzeichnis ............................................................................................... 6

## Lernfeld 5: Patienten bei endodontischen Behandlungen begleiten

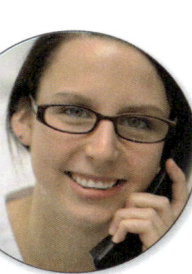

AB 1:  Wenn der Zahn schmerzt – Entzündung und Pulpitis................................................. 7
AB 2:  Reine Nervensache – das Nervensystem.................................................................. 9
AB 3:  Der knöcherne Schädel........................................................................................ 13
AB 4:  Die Lokalanästhesie in der zahnmedizinischen Praxis .............................................. 15
AB 5:  Endodontische Maßnahmen ................................................................................. 19
AB 6:  Rettungsaktionen bei erhaltungswürdiger Pulpa ..................................................... 21
AB 7:  Nicht mehr zu retten – Vitalexstirpation und Trepanation eines pulpatoten Zahnes..... 23
AB 8:  Wurzelkanalaufbereitung und Wurzelkanalfüllung .................................................. 25
AB 9:  Fachworttrainer .................................................................................................. 29

## Lernfeld 6: Patienten bei chirurgischen Behandlungen begleiten

AB 1:  Elastisch und stabil – der Zahnhalteapparat .......................................................... 31
AB 2:  Schlechte Zeiten an der Wurzelspitze – apikale Parodontitiden ................................ 33
AB 3:  Chirurgische Instrumente .................................................................................... 35
AB 4:  Mit dem Operieren allein ist es nicht getan – begleitende Maßnahmen..................... 39
AB 5:  Chirurgische Behandlungen 1 .............................................................................. 41
AB 6:  Chirurgische Behandlungen 2 .............................................................................. 47
AB 7:  Die festen Dritten – Implantate............................................................................ 48
AB 8:  Fragen Sie Ihren Arzt oder Apotheker – Arzneimittel .............................................. 51
AB 9:  Fachworttrainer .................................................................................................. 55

## Lernfeld 7: Medizinische Notfälle begleiten

AB 1:  „Blut, der Saft des Lebens" – Aufgaben und Zusammensetzung ............................... 57
AB 2:  Wie das Blut das Leben schützt – Gerinnung und Immunsystem............................... 59
AB 3:  Am Puls des Lebens – Herz und Kreislauf .............................................................. 61
AB 4:  Die Luft zum Leben – das Atmungssystem............................................................. 65
AB 5:  Auf Warnsignale achten und bei Notfällen richtig reagieren .................................... 69
AB 6:  Wenn doch etwas passiert – richtig handeln.......................................................... 71
AB 7:  Fachworttrainer .................................................................................................. 75

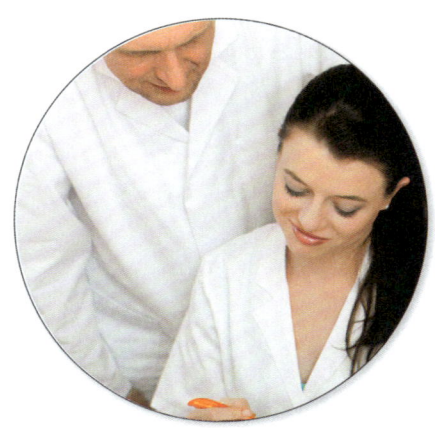

# Inhalt

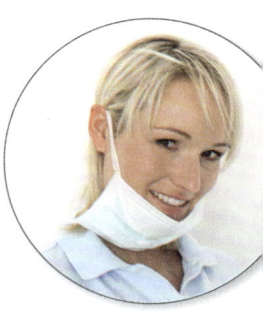

## Lernfeld 8: Patienten bei parodontologischen Behandlungen begleiten

| | | |
|---|---|---|
| AB 1: | Parodontale Erkrankungen und ihre Hauptursachen | 77 |
| AB 2: | Das plagt viele Menschen – Gingivitis und Parodontitis | 79 |
| AB 3: | Zu Beginn – Befunderhebung und Diagnostik | 81 |
| AB 4: | Längerfristig und mit System – die Parodontalbehandlung im Überblick | 85 |
| AB 5: | Die erste Stufe – Kontrolle über Biofilm und Risikofaktoren | 86 |
| AB 6: | Blutig, aber ohne Skalpell – die antiinfektiöse Therapie | 87 |
| AB 7: | Wenn nichts anderes hilft – chirurgische Parodontalbehandlung | 89 |
| AB 8: | Für den langfristigen Erfolg – die unterstützende Parodontaltherapie | 91 |
| AB 9: | Mundschleimhauterkrankungen | 93 |
| AB 10: | Wenn das Kauen Probleme macht – craniomandibuläre Dysfunktionen | 95 |
| AB 11: | Fachworttrainer | 97 |

## Lernfeld 9: Praxisbedarf beschaffen und verwalten

| | | |
|---|---|---|
| AB 1: | Wer die Wahl hat, hat die Qual – Vorbereitung einer Kaufentscheidung | 99 |
| AB 2: | Raus aus der Komfortzone – Nachhaltigkeit | 103 |
| AB 3: | Wer Rechte hat, der hat auch Pflichten – der Kaufvertrag | 105 |
| AB 4: | Wenn zwei nicht einer Meinung sind | 107 |
| AB 5: | Nicht zu viel und nicht zu wenig! – Grundsätze der Lagerhaltung | 113 |
| AB 6: | „Money makes the world go around!" – Der Zahlungsverkehr | 115 |
| AB 7: | Sicher, schnell und bequem – moderne Bankdienste | 120 |
| AB 8: | Fachworttrainer | 123 |

## Anhang

### Materialien für Lernfeld 9

M1 für AB 6: Vorsichtsmaßnahmen im Umgang mit Giro- und Kreditkarten ... 125

Schneidebogen für Lernfeld 6, AB 3 ... 127

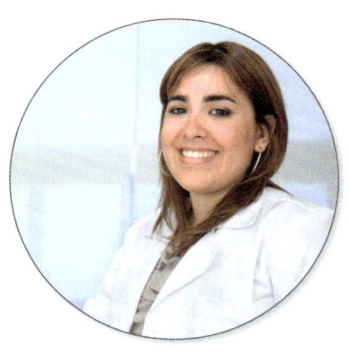
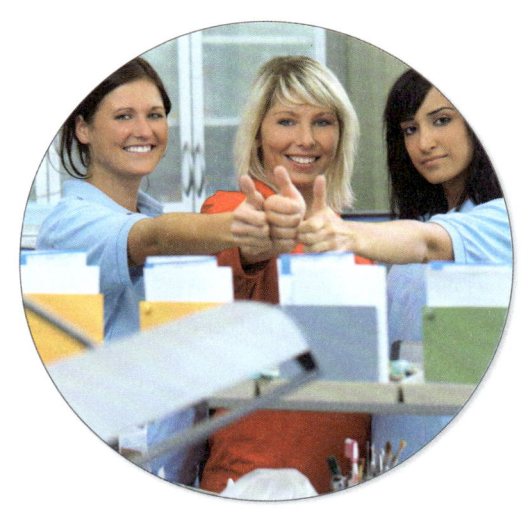

# Bildquellenverzeichnis

A. Schweickhardt GmbH & Co. KG, Seitingen-Oberflacht: S. 35/3–10; 36/1–8; 37/1–11; 38/1–9; 42/1–13; 42/16–18; 127/1–8

B. Braun Melsungen AG, Melsungen: S. 37/12

Bundesverband der Deutschen Volksbanken und Raiffeisenbanken – BVR, Berlin: S. 118/4

de Cassan, Dr. Klaus, Rickenbach-Altenschwand: S. 82/2; 94

dpa-Picture-Alliance GmbH, Frankfurt am Main: S. 77/1 (medicalpicture); 121/3 (Sven Simon/picture alliance)

Europäische Kommission, Brüssel, Belgien: S. 103/1,2; 104/2

Gebr. Brasseler GmbH & Co. KG, Lemgo: S. 42/14,15

Gebrüder Martin GmbH & Co. KG, Tuttlingen: S. 38/10

Grafische Produktion Neumann, Rimpar: S. 9; 11/1,2; 13/1,2; 14/1,2; 15/1,2; 16/2,3,6; 17; 22/1,2; 24/1–4; 28/1,2; 31; 34/1–5; 35/1,2; 41/1–5; 43/2–8; 44/1–7; 45/2; 48/1,2,3a-c; 49/2,3; 50/4–7; 58/1–3; 59/1–4; 60; 61/1–5; 62/1,2; 63/1,2; 65/1; 66/1; 67/1–3; 68/1,2,4,5; 74; 79/2–6; 80/1–4; 83/2; 87/1–3; 89/1–10; 90/2–5; 93/1–3; 95/1; 96/1,2

Hain Lifescience GmbH, Nehren: S. 82/3

Handelsverband Deutschland – HDE e.V., Berlin: S. 118/1

iStockphoto, Berlin: S. 77/2 (watanyou); 79/1 (watanyou)

Kassenzahnärztliche Bundesvereinigung, Köln: S. 54; 84/3

Kaufmann, Dr. Manfred, Gemeinschaftspraxis Kaufmann & Dellwig, Ammersbek: S. 16/1,4,5

KaVo Dental GmbH, Biberach a. d. Riss: S. 38/12; 109/2

©2018, Komet/Gebr. Brasseler GmbH & Co. KG, Lemgo: S. 24/5, 6; 26/1–7

Krausen, Scott, Mönchengladbach: S. 83/3

Kruse, Jörn, Lüchow (www.joern-kruse.de) – mit Unterstützung durch Ose Zahntechnisches Labor GmbH, Grönwohld: S. 8/3,4; 43/1; 50/2; 71/1–6; 72/1–4; 73/2; 81; 83/1; 88/1,3; 109/1; 111/2

mauritius images GmbH, Mittenwald: S. 59/5 (Science Source/Dee Breger)

mectron Deutschland Vertriebs GmbH, Köln Dellbrück: S. 38/11

MEDICE Arzneimittel Pütter GmbH & Co. KG, Iserlohn: S. 47/2

Shutterstock Images LLC, New York, USA: S. 45/1 (m.jrn); 47/1 (schankz); 69 (Jojje); 70/2 (Georgejmclittle); 84/1 (Natalia Siverina); 84/2 (spaxiax); 86/1 (wutzkohphoto); 86/2 (Vadim Martynenko); 86/3 (TRIG); 86/4 (Unkas Photo); 86/5 (photo25th); 92/1 (Marcos Mesa Sam Wordley); 92/2 (Simone Hogan); 92/3 (fizkes); 93/4 (sruilk); 99/1 (Elen Bushe); 105/1 (goodluz); 105/2,3 (lightwavemedia); 105/4 (ESB Professional); 120 (simpleicon); 121/1 (Starling Jimenez); 121/2 (McLittle Stock); 122/2 (Luis Molinero)

stock.adobe.com: S. 4/1 (Volker Witt); 4/2 (Kzenon); 5/1 (Peter Atkins); 5/2 (Andres Rodriguez); 5/3 (Robert Kneschke); 7 (soschoenbistdu); 8/1 (Christoph Hähnel); 8/2 (Murat Subatli); 8/5 (Denis); 18 (Yury Shirokov); 21/1 (Christoph Hähnel); 21/2 (Peter Atkins); 23 (Christoph Hähnel); 24/7 (Robert Kneschke); 24/8 (contrastwerkstatt); 26/8 (Robert Kneschke); 27 (Robert Kneschke); 33 (Klaus Eppele); 46/1 (Robert Kneschke); 46/2 (Volker Witt); 49/1 (BildPix.de); 50/1 (BildPix.de); 50/3 (negrobike); 51 (Maria.P.); 52 (Peter Atkins); 57 (mabie); 58/4 (Orlando Florin Rosu); 63/3 (dondoc-foto); 64 (ArTo); 65/2 (makuba); 66/2 (Peter Atkins); 68/3 (Inspiredme); 70/1 (Goss Vitalij); 73/1 (Lisa F. Young); 75 (Yuri Arcurs); 82/1 (lightpoet); 86/6 (Robert Kneschke); 88/2 (haitaucher39); 90/1 (Robert Kneschke); 95/2 (Dan Race); 97 (Grafvision); 98 (Ariwasabi); 99/2 (dinostock); 99/3 (alphaspirit); 99/4 (Werner Heiber); 101/1 (detailblick); 101/2 (Peter Atkins); 107 (contrastwerkstatt); 108 (zhu difeng); 110 (Yuriy Panyukov); 111/1 (Hasan Sengün); 112/1 (Wilm Ihlenfeld); 112/2 (Jürgen Fälchle); 112/3 (Andre Bonn); 113 (Robert Kneschke); 114 (Andres Rodriguez); 115/1 (Deminos); 115/2 (bourger); 115/3 (Sabimm); 117/1 (VRD); 117/2 (nikoendres); 119 (Papirazzi); 123 (Mellimage); 124/1 (Eisenhans); 124/2 (Pictures4you); 125 (Nattakorn); 126 (Peter Atkins)

VDE Prüf- und Zertifizierungsinstitut GmbH, Offenbach: S. 104/1,4

Verlag Handwerk und Technik GmbH, Hamburg: S. 122/1

© Visa 2018: S. 118/3

www.pflegewiki.de (Fotograf: Bochum Altenpflegeschueler „Momo"): S. 40/1–7

## AB 1: Wenn der Zahn schmerzt – Entzündung und Pulpitis

**1.** Bei Entzündungsreaktionen werden Entzündungs- und Schmerzstoffe durch die Körperzellen freigesetzt. Zu welchen Reaktionen kommt es in dem umliegenden Gewebe und welche Symptome entstehen dadurch?

| Reaktion im Gewebe | | | |
|---|---|---|---|
| Symptome beim Patienten | | | |

**2.** Wodurch kann eine Entzündung der Pulpa, eine Pulpitis, verursacht werden? Ergänzen Sie folgendes Schaubild.

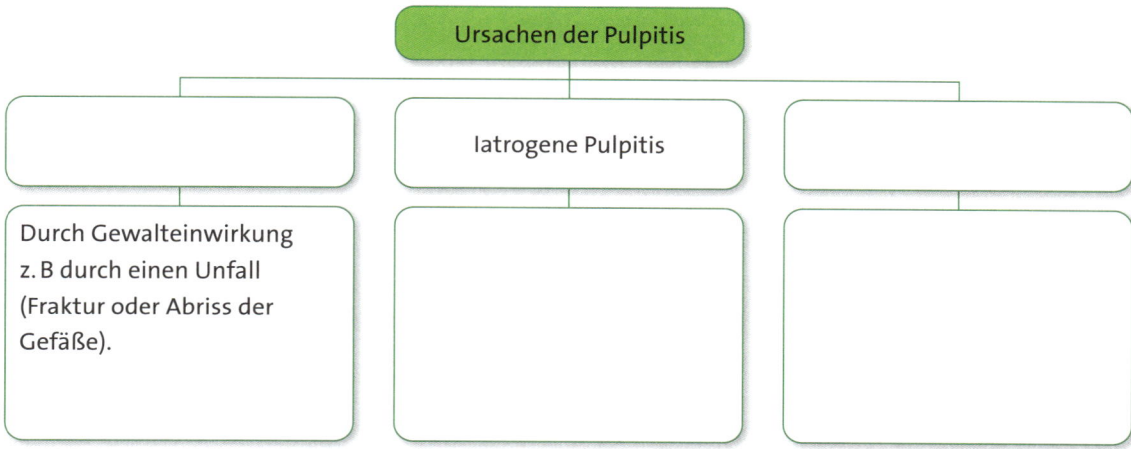

Ursachen der Pulpitis
- (leer) — Durch Gewalteinwirkung z. B durch einen Unfall (Fraktur oder Abriss der Gefäße).
- Iatrogene Pulpitis
- (leer)

**3.** Verbinden Sie die folgenden Begriffe mit der zutreffenden Definition und markieren Sie die Paare farblich.

asymptomatische Pulpitis     Entzündung des Gewebes um die Wurzelspitze infolge einer Pulpitis

symptomatische Pulpitis      Entzündung der Pulpa, von der sich diese nicht erholen kann

reversible Pulpitis          chronische Entzündung der Pulpa ohne Symptome

irreversible Pulpitis        abgestorbene Pulpa

Pulpanekrose                 Entzündung der Pulpa, von der sich diese erholen kann

apikale Parodontitis         akute Entzündung der Pulpa mit Symptomen

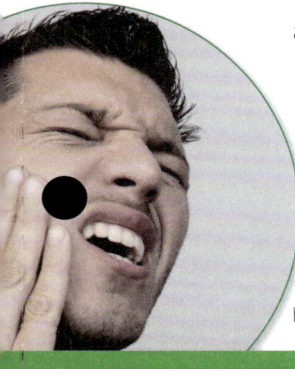

## AB 1: Wenn der Zahn schmerzt – Entzündung und Pulpitis

**4.** Wofür könnten die beschriebenen Symptomatiken sprechen? Markieren Sie die Felder, in denen eine eher reversible Pulpitis beschrieben wird, grün und die, in denen eine irreversible Pulpitis vorzuliegen scheint, rot.

> Herr Schmidt trinkt heißen Kaffee und für einen ganz kurzen Moment zieht ein Schmerz durch den linken seitlichen Oberkiefer. Danach ist Herr Schmidt wieder beschwerdefrei.

> Frau Dallmeier hat seit kurzem Zahnschmerzen, die vor allem nach dem Verzehr von sehr kalten oder heißen Nahrungsmitteln auftreten. Nach etwa 30 Minuten hat der Zahn sich aber meist wieder beruhigt.

> Frau Landau hat bereits seit längerer Zeit immer wieder mal Zahnschmerzen. Mittlerweile strahlen die Schmerzen bereits in die Ohrregion aus.

> Kalte Getränke lösen bei Herrn Fuchs seit kurzer Zeit ziehende Schmerzen im Seitenbereich des Unterkiefers aus. Bei warmen Getränken hat Herr Fuchs keine Probleme.

> Frau Hartmann ist die zweite Nacht wegen Zahnschmerzen aufgewacht. Tagsüber hat sie kaum Beschwerden.

**5.** Welche diagnostischen Mittel stehen dem Zahnarzt in der Pulpitisdiagnostik zur Verfügung? Wie wird die jeweilige Methode durchgeführt und worauf wird geachtet?

| Bild | Methode | Beschreibung |
|---|---|---|
|  |  |  |
|  |  |  |
|  |  |  |
|  |  |  |
|  |  |  |

## AB 2: Reine Nervensache – das Nervensystem

**AB 2**

**1.** Das Struktogramm zur Einteilung des Nervensystems ist leider nicht vollständig. Bitte ergänzen Sie dieses.

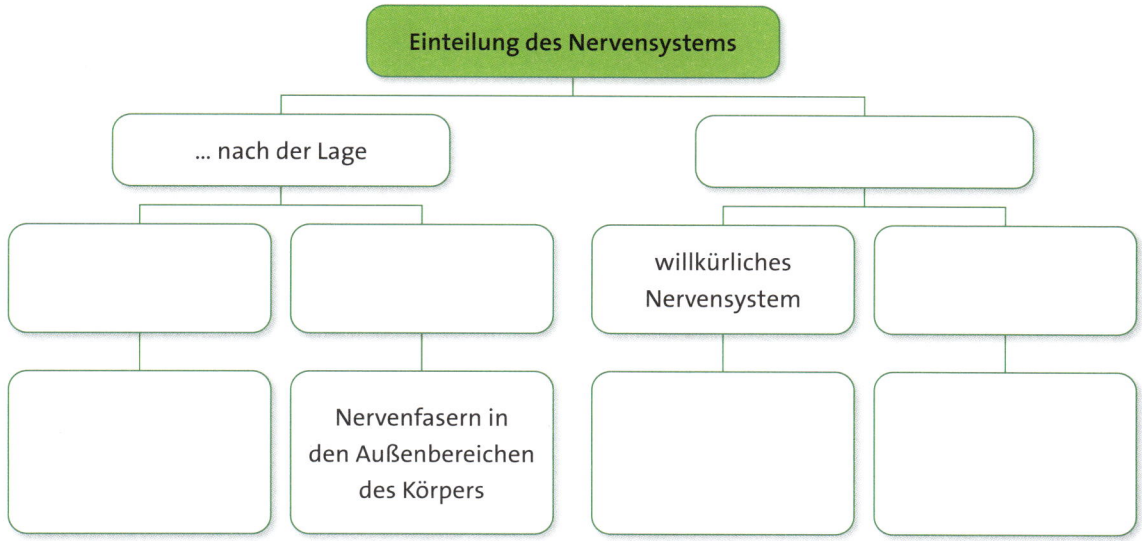

**2.** Malen Sie die Abbildung der Nervenzelle aus und beschriften Sie sie mit folgenden Begriffen:

Zellkörper, Zellkern, Neurit, Dendrit, Synapse, Schwann'sche Zellen.

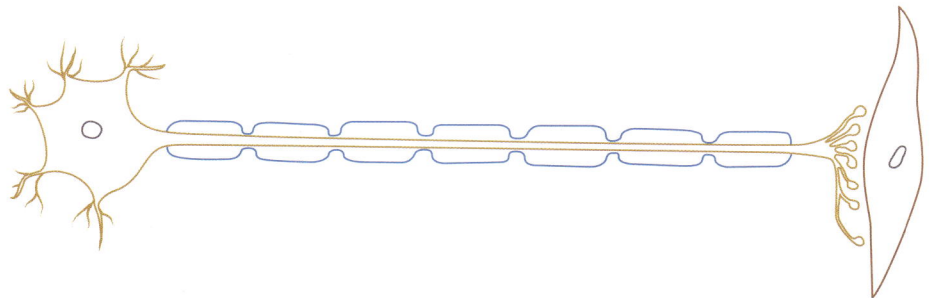

**3.** Das Bild soll zeigen, wie Informationen ins Gehirn und wie die entsprechenden Befehle an Organe, z. B. die Muskulatur, gelangen. – Welche Begriffe können hier sinnvoll eingesetzt werden?

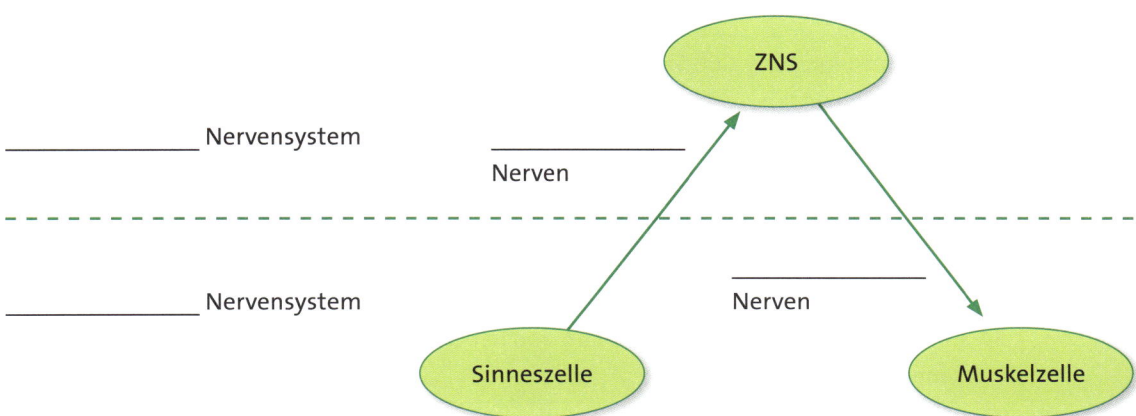

Lernfeld 5

## AB 2: Reine Nervensache – das Nervensystem

**4.** Warum werden Nervenfasern auch als „Einbahnstraßen" bezeichnet?

_____

_____

**5.** Welche Auswirkung hat die ...

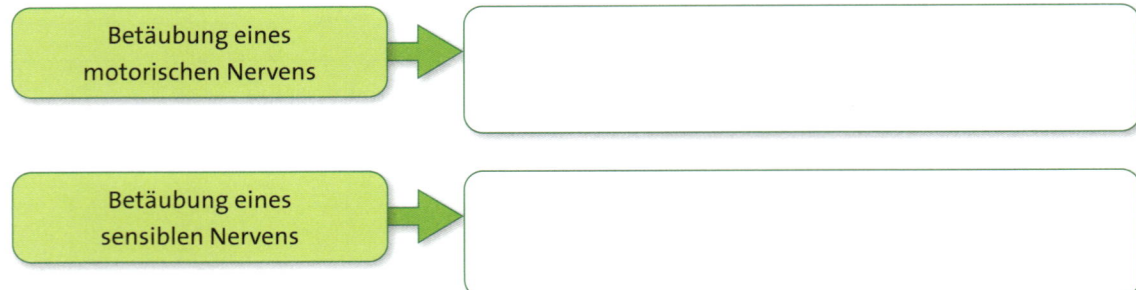

**6.** Wo bzw. wie wird die Reizweiterleitung durch die in der zahnmedizinischen Praxis üblichen Lokalanästhetika unterbrochen? – Kreuzen Sie die richtige(n) Antwort(en) an.

○ Das Lokalanästhetikum bewirkt eine plötzliche Entleerung der Botenstoffe (Transmitter) an der Synapse und macht eine Reizweiterleitung unmöglich.
○ Durch das Lokalanästhetikum können die Botenstoffe an den Synapsen nicht mehr ausgeschüttet werden und eine Reizweiterleitung ist somit unmöglich.
○ Das Lokalanästhetikum unterbricht bei Kontakt mit Nervenfasern die Reizweiterleitung an dieser Stelle.
○ Durch das Lokalanästhetikum können die Botenstoffe in den Synapsen nicht mehr gebildet werden.

**7.** Welcher Teil des vegetativen Nervensystems ist für folgende Reaktionen des Körpers verantwortlich: Sympatikus oder Parasympatikus?

| Reaktionsbeschreibung | zuständiger Teil des vegetativen Nervensystems |
|---|---|
| Sie erschrecken sich und Ihr Herz beginnt zu rasen. | |
| Sie sehen appetitlich angerichtete Speisen und Ihnen läuft das Wasser im Mund zusammen. | |
| In der Fahrschulprüfung sind Sie sehr aufgeregt und Sie beginnen verstärkt zu schwitzen. | |
| Ihnen stehen vor Angst die „Haare zu Berge", d. h. die Körperbehaarung stellt sich auf. | |
| Sie haben reichlich und gut gegessen und werden träge und müde. | |
| Sie sollen einen wichtigen Vortrag halten und haben einen extrem trockenen Mund. | |

## AB 2: Reine Nervensache – das Nervensystem

**8.**

**a.** Beschriften Sie alle Äste des Nervus trigeminus mit den lateinischen Fachbegriffen.

**b.** Schraffieren Sie die Versorgungsgebiete der drei Äste des Nervus trigeminus in unterschiedlichen Farben.

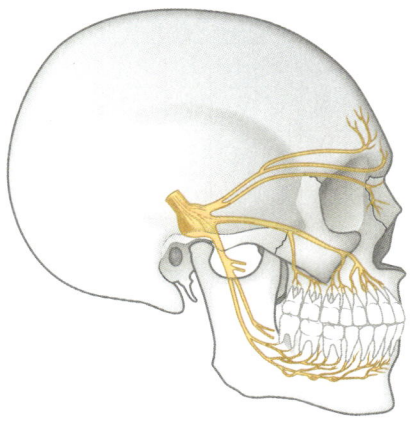
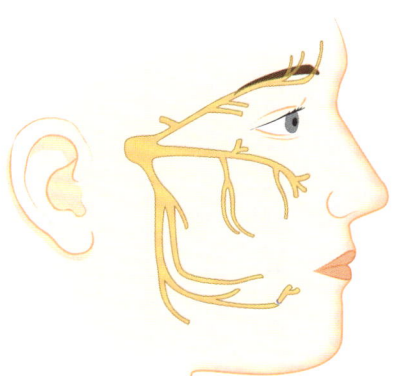

**9.** Tragen Sie in der obersten Zeile die drei Äste des Trigeminus mit dem lateinischen Fachbegriff ein und kreuzen Sie dann das jeweils Zutreffende an.

|  |  |  |  |
|---|---|---|---|
| Dieser Nerv enthält nur sensible Fasern. |  |  |  |
| Er wird auch als Augennerv bezeichnet. |  |  |  |
| Er leitet Reize an das Gehirn, wenn Zahn 26 entzündet ist. |  |  |  |
| Er enthält motorische und sensible Fasern. |  |  |  |
| Er ist für die Sensibilität der Oberlippe und der Nasenflügel zuständig. |  |  |  |
| Seine Reizleitung wird bei einer Betäubung des UK-Zähne blockiert. |  |  |  |
| Er versorgt die Schleimhäute der oberen Nasenhöhle. |  |  |  |
| Er ist für die Sensibilität der Stirn und des Augenbereichs zuständig. |  |  |  |
| Wenn er betäubt ist, spürt man nichts im vorderen Bereich der Zunge. |  |  |  |
| Er teilt sich schnell in den N. lingualis und den N. alveolaris inferior. |  |  |  |

## AB 2: Reine Nervensache – das Nervensystem

**10.** Was versteht man unter einer Trigeminusneuralgie?

_____

_____

**11.** Schreiben Sie einen kurzen Text über den „Gesichtsnerv". Wie lautet der Fachbegriff dieses Nerves? Welche Funktion hat er? Was passiert, wenn dieser Nerv ausfällt? – Als Hilfe verstecken sich 12 Begriffe, die in Ihrem Text vorkommen sollten, im Rätselfeld.

| J | K | G | P | B | U | V | I | K | Z | W | S | M | V | I | D | X | N | U | P | I | Z | J | H | F |
|---|---|---|---|---|---|---|---|---|---|---|---|---|---|---|---|---|---|---|---|---|---|---|---|---|
| U | X | C | A | Q | X | T | I | N | V | U | D | U | L | O | M | B | V | Z | A | G | R | Y | D | J |
| M | X | E | R | Q | F | B | X | M | R | R | B | A | Y | F | O | L | E | H | T | E | W | G | J | W |
| W | K | P | E | Y | G | A | I | P | J | M | Q | T | S | E | T | G | F | Z | E | S | R | X | H | G |
| U | T | K | S | O | D | M | I | M | I | S | C | H | A | G | O | B | W | C | S | I | G | X | B | P |
| M | W | L | E | V | B | P | N | U | L | G | Z | D | R | S | R | M | Z | W | E | C | R | H | W | T |
| U | N | S | I | C | H | T | Z | C | D | E | N | K | C | Q | I | R | I | C | Q | H | O | P | V | Y |
| F | W | F | A | C | I | A | L | I | S | F | A | U | W | U | S | P | J | N | M | T | P | U | I | G |
| W | G | E | E | G | E | N | Z | K | H | R | X | G | S | I | C | Y | H | R | Z | S | J | J | L | S |
| S | T | I | R | N | R | U | N | Z | E | L | N | H | I | D | H | M | Y | B | T | N | B | M | R | U |
| K | T | E | Y | I | B | H | Q | E | W | E | E | L | Y | M | Z | L | T | S | F | E | E | U | Z | U |
| O | J | H | T | G | S | P | E | Y | A | B | R | I | E | F | V | R | B | M | C | R | R | S | L | A |
| N | P | W | I | H | P | J | O | Q | R | D | V | R | Y | U | Y | D | H | S | G | V | Y | K | W | X |
| M | R | H | C | I | G | L | I | Q | L | V | U | M | L | Q | R | Z | A | O | P | L | P | U | M | L |
| Z | U | L | I | D | S | C | H | L | U | S | S | P | T | L | Ä | H | M | U | N | G | F | L | M | Z |
| A | Z | W | H | F | L | R | H | Z | E | R | I | T | A | L | O | B | O | R | B | E | W | A | M | M |
| C | C | J | B | A | U | Z | G | E | S | I | C | H | T | S | H | Ä | L | F | T | E | Q | T | T | S |
| W | V | R | M | A | U | S | T | I | E | F | P | F | W | F | I | B | L | I | Q | G | J | U | T | B |
| I | J | O | G | Y | K | H | Y | S | Y | M | I | U | B | C | S | F | J | U | F | Z | I | R | M | Z |
| G | G | R | S | C | H | L | A | G | A | N | F | A | L | L | N | Y | L | P | I | W | E | R | V | M |
| R | U | B | F | P | Z | U | E | P | R | Y | N | N | K | M | V | X | Q | Z | D | X | Y | J | Z | K |

_____

_____

_____

_____

_____

_____

_____

# AB 3: Der knöcherne Schädel

**AB 3**

**1.** Welche Knochen des Schädels zählen zu den Hirnschädelknochen und welche zu den Gesichtsschädelknochen?

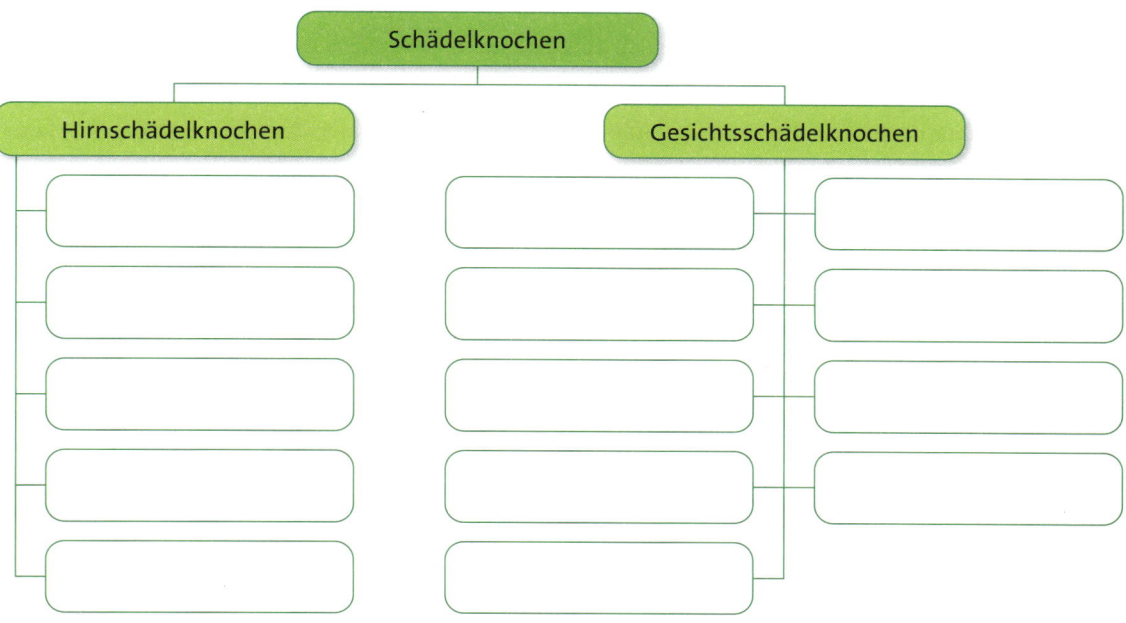

**2.** Beschriften Sie die beiden Schädelabbildungen so weit wie möglich mit den in Aufgabe 1 aufgeführten Schädelknochen. Zur besseren Übersicht markieren Sie die Schädelknochen unterschiedlich farbig. Bitte übertragen Sie die Farben auch in das obige Struktogramm.

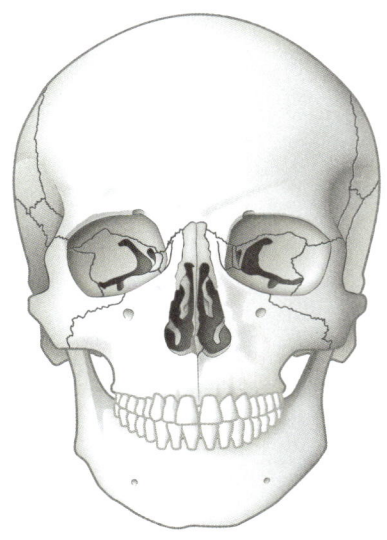
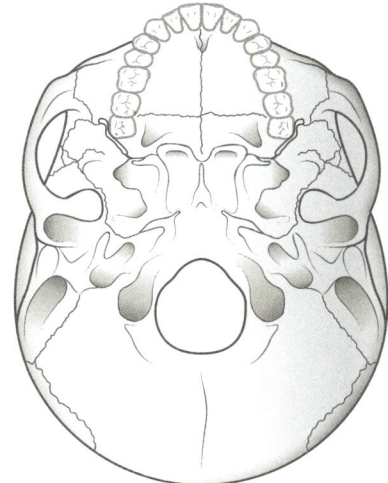

**3.** Welcher Knochen lässt sich auf den Abbildungen in Aufgabe 2 nicht farbig darstellen?

_____

### AB 3: Der knöcherne Schädel

**4.** Was ist ein Foramen?

_____

_____

**5.** Beschriften Sie die Abbildung des Unterkiefers mit folgenden Begriffen:

aufsteigender Ast, Muskelfortsatz, Gelenkfortsatz, Kieferwinkel, Unterkieferkörper, Foramen mandibulae, Foramen mentale, Alveolarfortsatz.

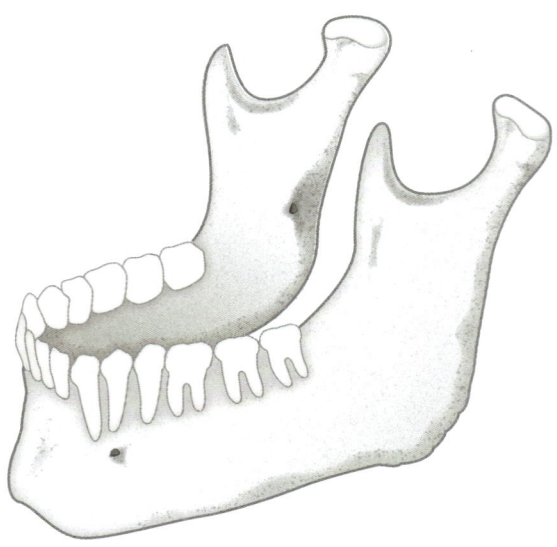

**6.** Beschriften Sie die Abbildung des Oberkiefers.

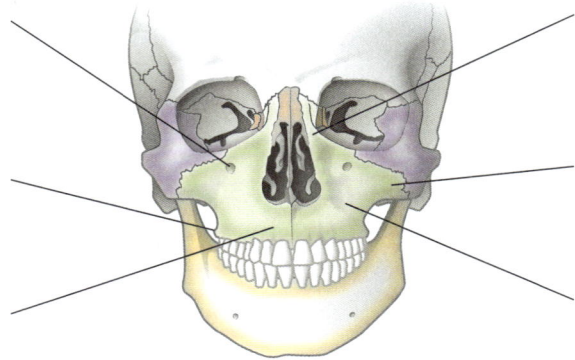

**7.** Welche Gewebestrukturen gehören zum Knochen? – Kreuzen Sie die richtigen Antworten an.

○ Spongiosa
○ Knochenmark
○ Sporozoen
○ Kompartiment
○ Knochenhaut
○ Kompakta

## AB 4: Die Lokalanästhesie in der zahnmedizinischen Praxis

**1.** Erklären Sie den Begriff Anästhesie mit eigenen Worten.

_____
_____
_____

**2.** Hier ist der Unterkiefer mit dem Nervus alveolaris inferior abgebildet. An welcher Stelle des Nervs wird bei der Infiltrationsanästhesie die Impulsweiterleitung unterbrochen? – Umkreisen Sie das Gebiet am Beispiel der Betäubung von Zahn 42 mit einem farbigen Stift.

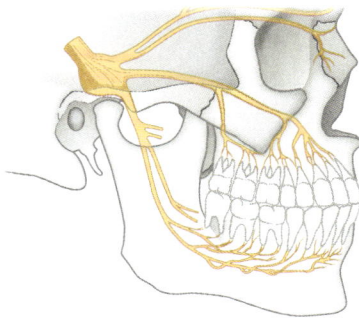

**3.**

**a.** Warum wirkt die Infiltrationsanästhesie nicht an den Zähnen, deren Wurzeln von einer starken Kompakta umgeben sind?

_____
_____

**b.** An welchen Zähnen ist daher eine Infiltrationsanästhesie nicht sicher?

_____

**4.** An welcher Stelle des Nervus alveolaris inferior wird bei der Leitungsanästhesie die Impulsweiterleitung unterbrochen? Umkreisen Sie das Gebiet farbig.

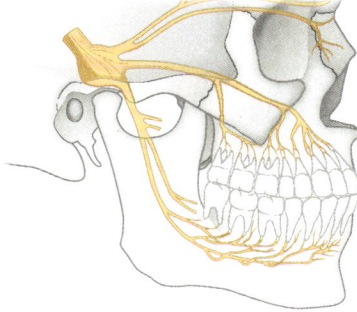

**5.** Wo injiziert der Zahnmediziner für eine Leitungsanästhesie im Unterkiefer? – Beschreiben Sie den Injektionsort möglichst genau.

_____
_____

## AB 4: Die Lokalanästhesie in der zahnmedizinischen Praxis

**6.** Bei der Leitungsanästhesie im Unterkiefer wird der mittlere Schneidezahn nicht vollständig betäubt. Was ist die Ursache? – Kreuzen Sie die richtige Antwort an.

○ Der Weg von der Injektionsstelle zum Zahn ist zu weit, sodass das Anästhetikum nicht ganz zu diesem Zahn gelangen kann.
○ Die mittleren Schneidezähne im Unterkiefer sind grundsätzlich schwer zu betäuben.
○ Der mittlere Schneidezahn gehört nicht zum Versorgungsgebiet des Nervus alveolaris inferior.
○ Die Versorgungsgebiete des rechten und linken Nervus alveolaris inferior überlappen sich im Schneidezahnbereich.

**7.** Welche Form der Anästhesie (Anästhesieform und Injektionsort) zeigen die Abbildungen und welche Zähne sind betäubt? – Markieren Sie die betäubten Zähne farbig.

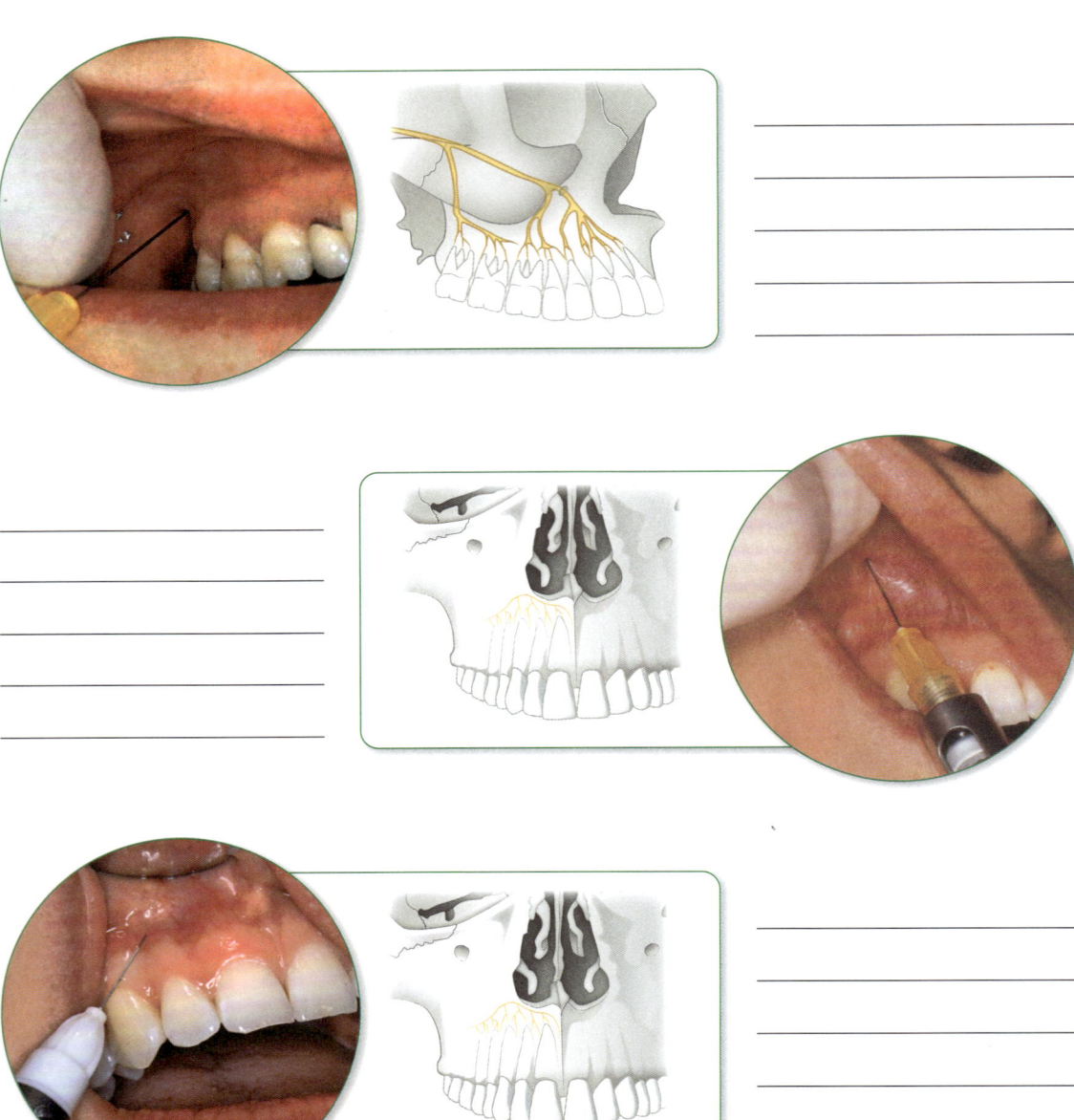

## AB 4: Die Lokalanästhesie in der zahnmedizinischen Praxis

**8.** Für eine Parodontalbehandlung soll der gesamte Oberkiefer über Infiltrationsanästhesien betäubt werden. Dem Patienten fehlen die Weisheitszähne.

Wie viele Injektionen sind mindestens notwendig? Tragen Sie die Zahl ein:

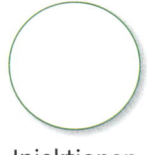

Injektionen

**9.** An welcher Stelle des Nervus alveolaris inferior wird bei der intraligamentären Anästhesie am Beispiel von Zahn 44 die Impulsweiterleitung unterbrochen? Umkreisen Sie das Gebiet farbig.

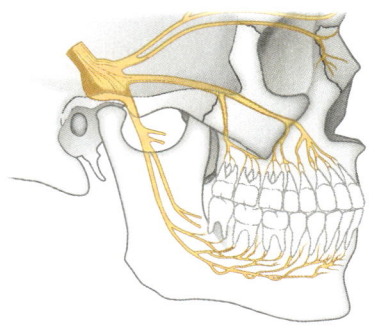

**10.** Ergänzen Sie den Lückentext mit folgenden Begriffen:

Drücke, Lippen, Parodontalspalt, Risikopatienten, Schmerzrezeptoren, Wurzelhaut, Wurzelspitze, Zahn, Zahnwurzel, Spritze, Anästhetikum, Zunge.

Bei der intraligamentären Anästhesie wird das Betäubungsmittel direkt in den _____

injiziert. Dort befindet sich die _____ . Das _____ kann bis zur

_____ vordringen. Diese Anästhesieform betäubt die _____

der Wurzelhaut und die Nervenfasern, die in den _____ eintreten. Es wird jeweils eine

_____ betäubt, _____ und _____ sind nicht betäubt.

Man braucht für die intraligamentäre Anästhesie eine spezielle _____, die höhere _____

aufbauen kann. Diese werden gebraucht, um das Anästhetikum in den sehr engen Parodontalspalt

einzubringen. Besonders geeignet ist die intraligamentäre Anästhesie für _____ , weil

deutlich weniger Anästhetikum gebraucht wird.

**11.** Wann wird in der Zahnarztpraxis eine Oberflächenanästhesie durchgeführt? Nennen Sie drei Möglichkeiten.

- _____
- _____
- _____

## AB 4: Die Lokalanästhesie in der zahnmedizinischen Praxis

**12.** Vervollständigen Sie die Mindmap zu den Arbeitsmitteln der Anästhesie.

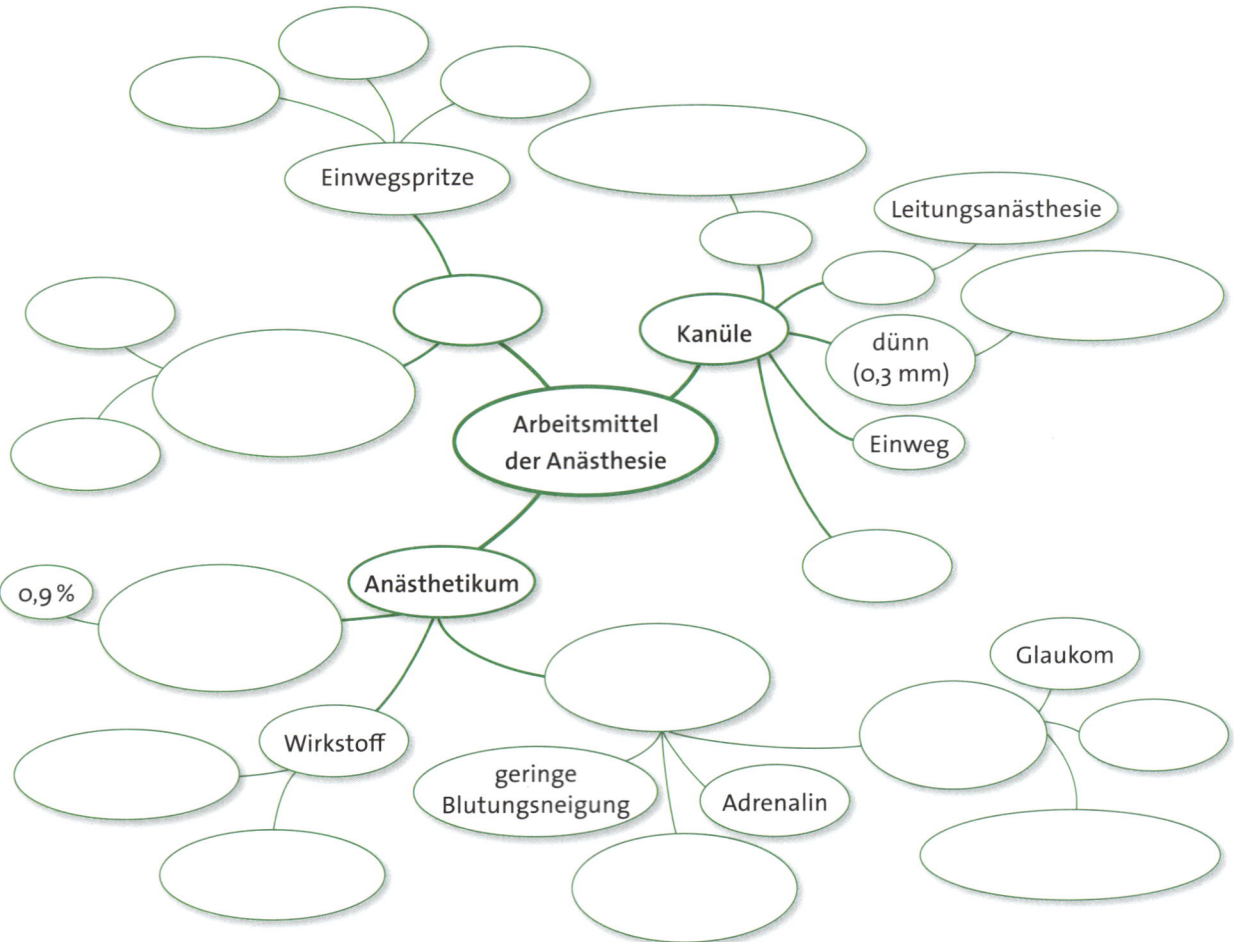

**13.** Sie führen ein Ausbildungsgespräch mit Ihrer Ausbilderin. Heute lautet das Thema „Anästhesie". Die Ausbilderin fragt Sie, warum es sinnvoll ist, dem Anästhesiemittel Adrenalin beizumengen. Was antworten Sie?

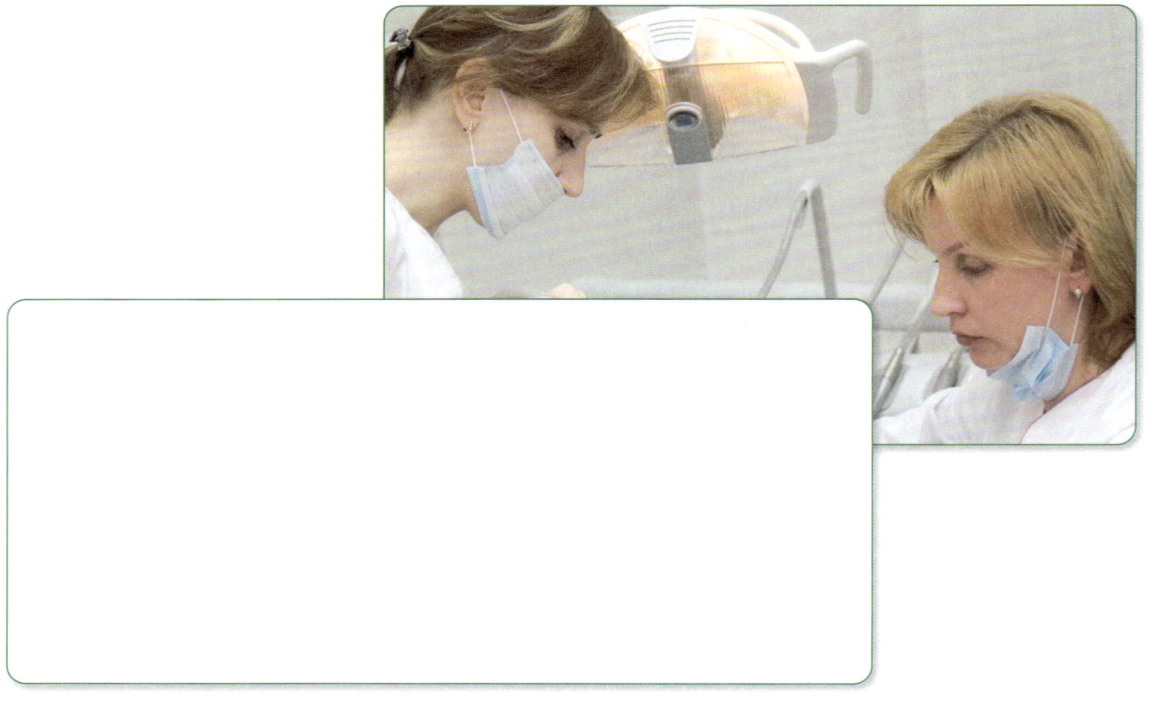

## AB 5: Endodontische Maßnahmen

**1.** Übersetzen und erklären Sie bitte folgende Begriffe.

Endodont → 

Endodontie / Endodontologie → 

**2.** Die Karten für einen Vortrag über endodontische Maßnahmen sind durcheinander geraten. Welche Karten gehören zusammen?

**a.** Sortieren Sie die Kärtchen mit den Fachbegriffen der Maßnahmen so, dass sich eine Folge mit zunehmend geschädigter Pulpa ergibt. Tragen Sie dazu die Buchstaben von a = geringste Schädigung bis e = größte Schädigung in die kleinen Kreise ein.

**b.** Suchen Sie nun die jeweilige Erklärung der Maßnahmen und tragen Sie auch hier die Buchstaben a) bis e) ein.

| Vitalexstirpation (Vit E) | Versorgung eines Zahndefektes, bei dem die gesunde oder gereizte Pulpa geringgradig eröffnet wird. |
| --- | --- |
| Pulpotomie (Pulp) | Entfernung der abgestorbenen, eventuell faulig zerfallenen Pulpa |
| Cp-Behandlung (indirekte Überkappung) | Entfernung der koronalen, lebenden Pulpa, Erhaltung der vitalen Pulpa in den Wurzelkanälen; nur bei Kindern und Jugendlichen. |
| Trepanation eines pulpatoten Zahnes (Trep 1) | Versorgung eines bis in Pulpennähe reichenden Defektes bei gesunder bzw. gereizter Pulpa |
| P-Behandlung (direkte Überkappung) | vollständige Entfernung der lebenden, stark geschädigten Pulpa |

## AB 5: Endodontische Maßnahmen

**3.** Zum Vortrag über endodontische Maßnahmen (siehe Aufgabe 2) soll auch eine Folie angelegt werden, die alle Maßnahmen im Überblick zeigt. Skizzieren Sie hier die Folie unter den Gesichtspunkten: Behandlung einer vitalen, erhaltungswürdigen Pulpa bzw. einer vitalen, nicht erhaltungswürdigen Pulpa sowie Behandlung einer devitalen Pulpa.

**4.** Welche der folgenden Aussagen zu endodontischen Behandlungen sind zutreffend? Markieren Sie die richtigen Kästchen farbig.

- Bei einigen endodontischen Behandlungen wird versucht, die Pulpa zu erhalten.
- Bei endodontischen Behandlungen ist die Pulpa immer mitbetroffen.
- Ein Zahnarzt kann eine Zusatzqualifikation in Endodontologie erwerben.
- Nach einer endodontischen Behandlung ist der Zahn nicht mehr vital.
- Die ersten endodontischen Behandlungen wurden bereits im 16. Jahrhundert durchgeführt.
- Nicht selten werden Schmerzpatienten zu „endodontischen Patienten".
- Endodontische Behandlungen entsprechen Wurzelkanalbehandlungen.
- Endodontische Behandlungen dienen der Erhaltung der Zahnhartsubstanz.

# AB 6: Rettungsaktionen bei erhaltungswürdiger Pulpa

**1.** Eine Aufgabe der ZFA ist das vorausschauende Assistieren. Bei einigen Beschwerdebildern können Sie schon abschätzen, welche Behandlung der Zahnarzt wählen wird. Welche Behandlung ist in folgenden Fällen wahrscheinlich?

Die zehnjährige Sabrina hat eine tiefe Karies an 26. Bei der Entfernung der Karies wird die Pulpa leider deutlich eröffnet. Bisher hatte Sabrina keine Beschwerden an dem Zahn.

Voraussichtliche Behandlung: _____

Voraussichtliche Behandlung: _____

Die 35-jährige Frau Kranz kommt zur regelmäßigen Kontrolle. Eigentlich hat sie keine Beschwerden, aber die Zahnärztin entdeckt eine Karies. Bei der Exkavation stellt sich heraus, dass die Karies recht tief reicht und auf dem Kavitätenboden die Pulpa schon leicht durchschimmert.

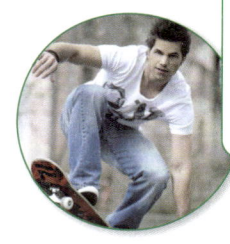

Herr Finke, 24 Jahre alt, kommt zur Kontrolluntersuchung. Eine entdeckte Karies an 46 wird entfernt. Es handelt sich dabei um eine tiefe Karies und Ihr Ausbilder zeigt Ihnen einen kleinen roten Punkt auf dem Kavitätenboden.

Voraussichtliche Behandlung: _____

Voraussichtliche Behandlung: _____

Der 14-jährige Sebastian ist leidenschaftlicher Skater. Als er seinem Vater einen neu gelernten Sprung demonstrieren will, stürzt er. Dabei bricht er sich eine Ecke vom oberen linken Schneidezahn. Lippe und Zahn bluten und Sebastians Vater bringt seinen Sohn sofort zu Ihnen in die Praxis. Die Verletzung der Lippe ist nicht schlimm, die Pulpa des Zahnes liegt jedoch frei.

**2.** Vervollständigen Sie den Lückentext mit den Texten in den daneben liegenden Karten.

Bei allen Behandlungen zur Lebenderhaltung der Pulpa werden als

Überkappungsmaterial _____ oder

MTA eingesetzt. Die chemische Formel für Calciumhydroxid lautet

_____. Durch diese Überkappungsmaterialien werden

drei Effekte erreicht:

(1) Sie regen die _____ an und dadurch kann

die schützende Dentinschicht über der Pulpa _____ werden.

(2) Die durch die Kariesbakterien entstandenen Säuren werden durch

Calciumhydroxidprärarate oder MTA _____,

sodass sie der Pulpa nicht mehr schaden können.

(3) Überkappungsmaterialien haben eine leicht _____

Wirkung und im Dentin verbliebene Bakterien werden _____.

Tertiärdentin

Calciumhydroxid-präparate

neutralisiert

desinfizierende

dicker

abgetötet

CA(OH)$_2$

## AB 6: Rettungsaktionen bei erhaltungswürdiger Pulpa

**3.** Beschriften Sie die Abbildung zu den Überkappungen. Um welche Art der Überkappung handelt es sich jeweils?

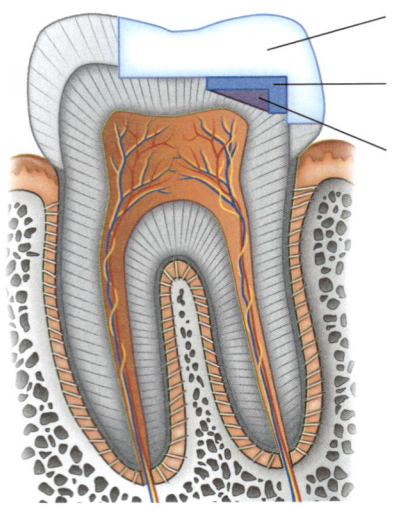 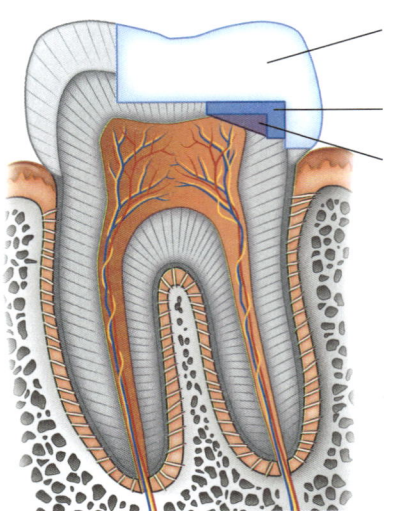

_____                    _____

**4.** Durch welche besonderen Eigenschaften ist MTA sehr gut als Überkappungsmaterial geeignet?

- _____
- _____
- _____

**5.** Welche der Aussagen treffen auf die Pulpotomie zu? Markieren Sie die richtigen Kästchen farbig.

| Sie wird nur bei Milchzähnen durchgeführt. |
| Die Wurzelpulpa soll lebend erhalten werden. |
| Sie wird unter Anästhesie durchgeführt. |
| Sie entspricht einer Amputation der lebenden Kronenpulpa. |
| Die Wurzelkanäle werden vollständig abgefüllt. |
| Sie hat besonders im höheren Alter eine gute Prognose. |
| Der Einsatz steriler Instrumente ist nicht erforderlich. |
| Eine Blutstillung erfolgt mit sterilen und feuchten Pellets. |
| Sie wird meist unter relativer Trockenlegung durchgeführt. |
| Sie wird als Pulp (BEMA-Nummer 27) einmal je Zahn abgerechnet. |

## AB 7: Nicht mehr zu retten – Vitalexstirpation und Trepanation eines pulpatoten Zahnes

**AB 7**

**1.** Bringen Sie die Arbeitsschritte der Vitalexstirpation in die richtige Reihenfolge.

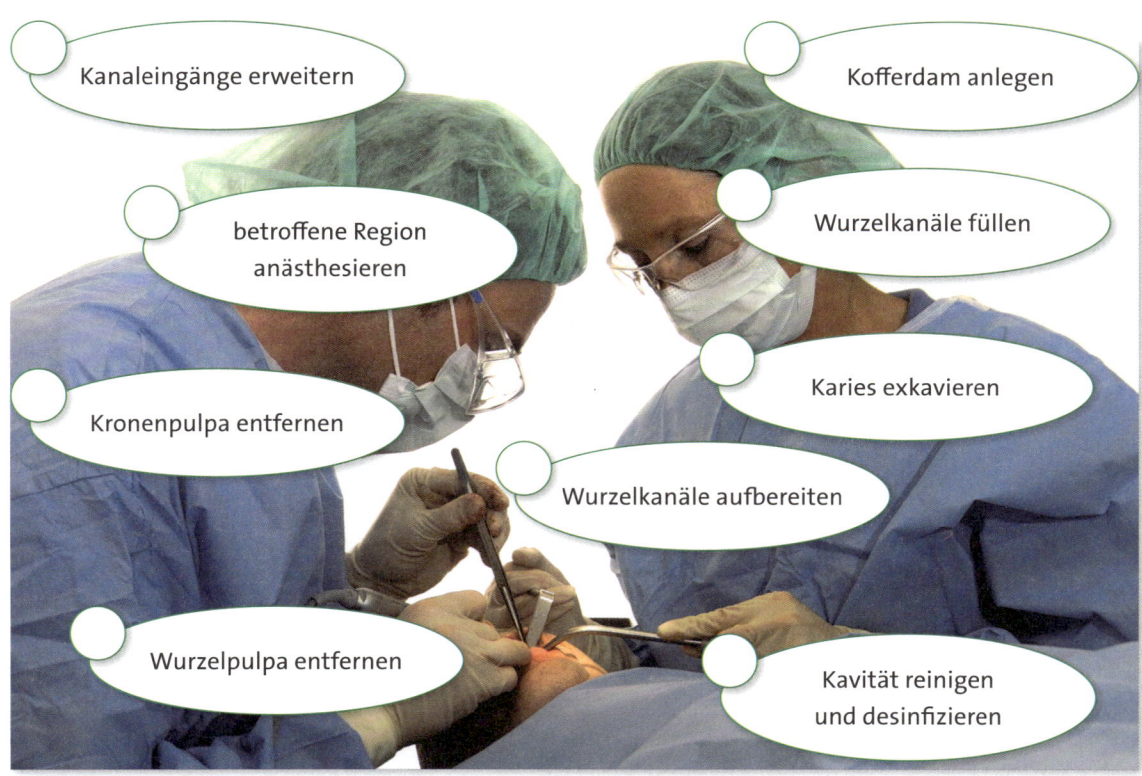

- Kanaleingänge erweitern
- Kofferdam anlegen
- betroffene Region anästhesieren
- Wurzelkanäle füllen
- Kronenpulpa entfernen
- Karies exkavieren
- Wurzelkanäle aufbereiten
- Wurzelpulpa entfernen
- Kavität reinigen und desinfizieren

**2.** Ordnen Sie den Fragen zur Trepanation eines pulpatoten Zahnes die passenden Antworten zu und verbinden Sie diese mit einer Linie. Markieren Sie zusätzlich die Paare farbig.

 Welche Symptome lassen darauf schließen, dass die Pulpa abgestorben ist und bereits faulig zerfällt?

 Eröffnung einer Körperhöhle, im zahnmedizinischen Zusammenhang Eröffnung der Pulpahöhle.

 Was bedeutet der Begriff Trepanation?

 Durch die Bakterien und den Zerfall der Pulpa entstehen Fäulnisgase, die entweichen.

 Welche Maßnahme muss bei einem Gangrän unbedingt vor einer Wurzelfüllung erfolgen?

 Die medikamentöse Einlage; sie desinfiziert die Pulpahöhle.

 Warum riecht es bei der Eröffnung eines Pulpagangräns häufig so unangenehm?

 Immer wenn der Eiterabfluss nicht nachlässt.

 Wann ist es eventuell erforderlich, den eröffneten Zahn offen zu lassen?

 z. B. starke, klopfende Schmerzen oder eine geschwollene Wange (Parulis)

## AB 7: Nicht mehr zu retten – Vitalexstirpation und Trepanation eines pulpatoten Zahnes

**3.** Warum sollte bei endodontischen Behandlungen nach Möglichkeit Kofferdam eingesetzt werden? Bei diesem Schaubild ist der untere Teil mit dem erklärenden Text abgerissen. – Bitte vervollständigen Sie das Schaubild.

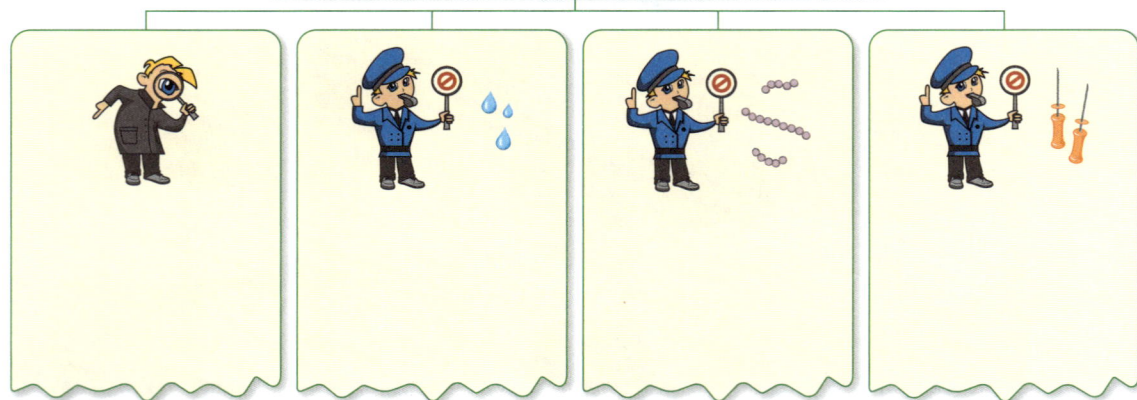

**4.** Um welches Instrument handelt es sich und wofür wird es eingesetzt? Vervollständigen Sie die Tabelle.

| Abbildung | Bezeichnung | Einsatz |
|---|---|---|
| | | |
| | | |

**5.** Patienten mit einem Pulpagangrän kommen häufig als Schmerzpatienten in die Praxis. Was erwartet der Patient? Welche Schwierigkeiten ergeben sich für die ZFA in der Anmeldung?

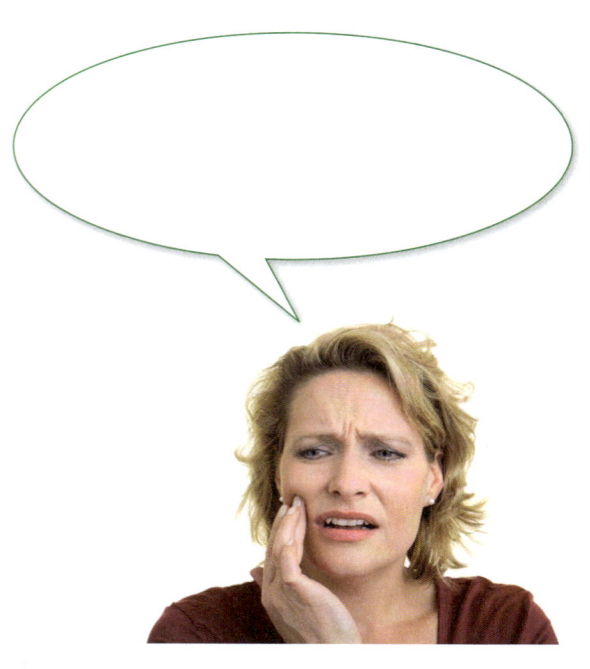
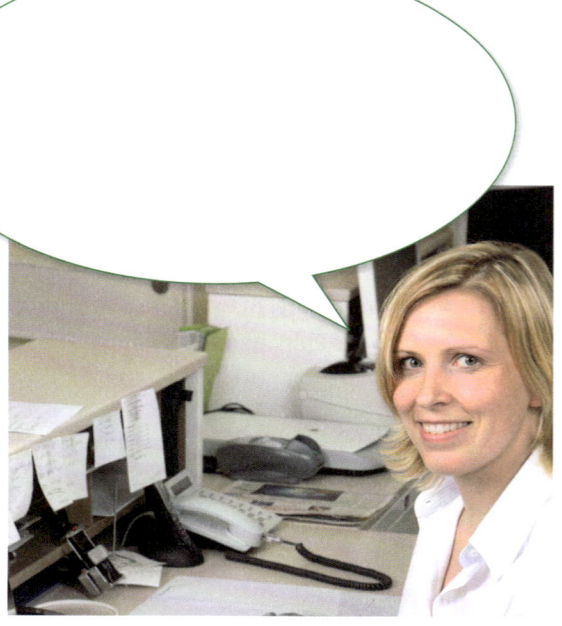

## AB 8: Wurzelkanalaufbereitung und Wurzelkanalfüllung

**1.** Bei der Tabelle zum Ablauf einer Wurzelbehandlung sind die Wörter herausgefallen. Wo gehören sie hin? Bringen Sie die Arbeitsschritte in die richtige Reihenfolge und ordnen Sie die passenden Instrumente und Materialien zu.

| Arbeitsschritte | Instrumente / Materialien |
|---|---|
| Erweiterung der Kanaleingänge und Exstirpation der Pulpa | • Gatesbohrer<br>• Exstirpationsnadel |
| | |
| | |
| | |
| | |
| | |
| | |
| | |

Textbausteine:

- Bestimmung der Arbeitslänge durch elektrische Längenmessung und Röntgenmessaufnahme
- Wurzelkanalaufbereitung
- Reamer, Kerr-Feilen, Hedströmfeilen, Instrumente für maschinelle Aufbereitung
- Messgerät (z. B. Apex-Finder), Bildempfänger, Halter, Kinnschild
- Trocknen der Wurzelkanäle
- Endonadeln, Silikonstopper; evtl. Messblock / Schublehre
- Spülen der Wurzelkanäle
- Instrumente auf die Arbeitslänge einstellen
- Spülflüssigkeiten, Einmalspritzen mit Kanülen
- Sealer, Glasplatte und Spatel, Lentulo, Guttaperchastifte, Plugger / Spreader
- Legen der Wurzelfüllung
- Bildempfänger, Halter, Kinnschild
- Röntgenkontrollaufnahme
- Papierspitzen

## AB 8: Wurzelkanalaufbereitung und Wurzelkanalfüllung

**2.** Wie sieht die jeweilige Endo-Nadel aus und mit welchem Symbol ist sie gekennzeichnet? Verbinden Sie die jeweils zusammengehörenden Kästchen und markieren Sie die zusammengehörenden Felder farbig.

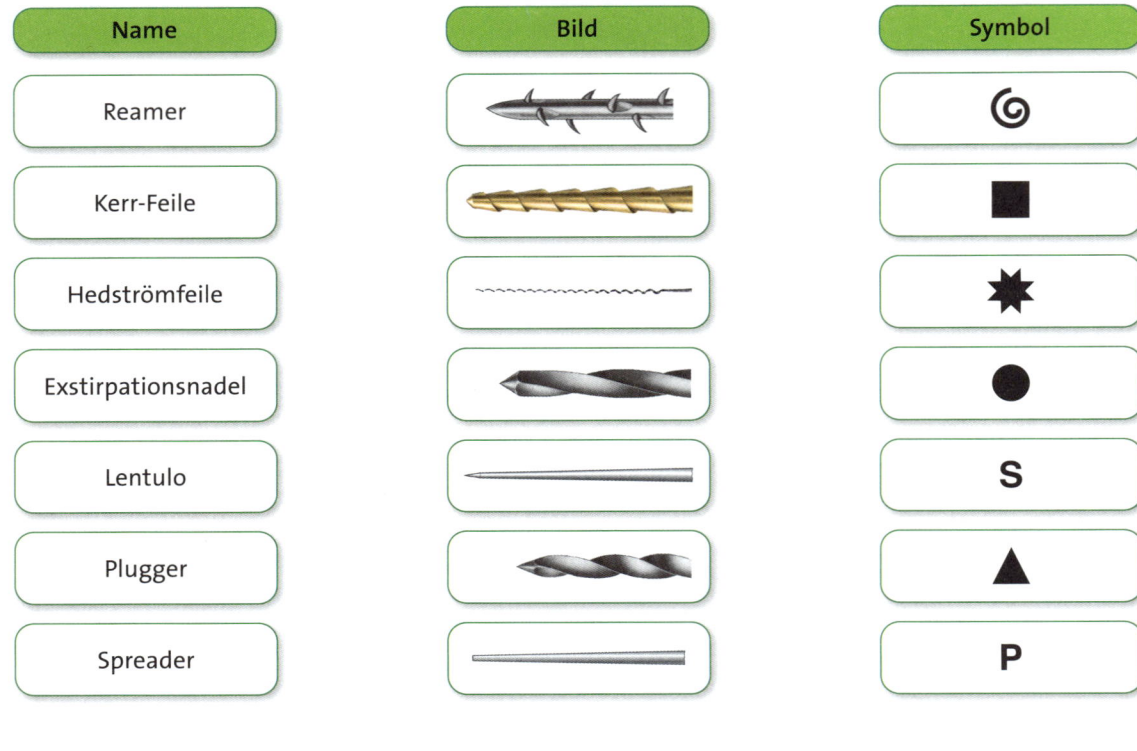

**3.**

**a.** Aus welchem Metall bestehen die Instrumente zur maschinellen Aufbereitung?

_____

**b.** Was versteht man unter Taper?

_____

**4.** Ihr Ausbilder erklärt der neuen Auszubildenden die Spülflüssigkeiten bei der Wurzelkanalaufbereitung. Sie hören nur mit einem Ohr zu. Kurz danach hat Ihre neue Kollegin jedoch einige Nachfragen. Die Fragen, die Sie bitte beantworten, stehen auf der nächsten Seite.

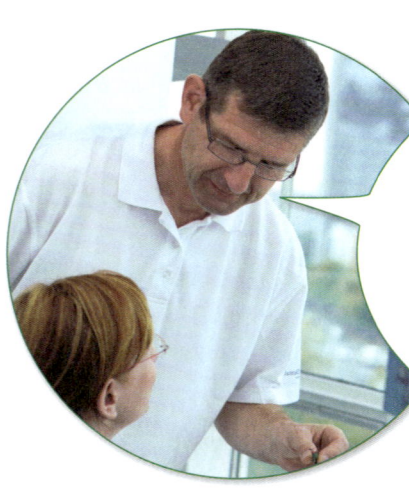

NATRIUMHYPOCLORIDDASCHEMISCHNAOCL
ABGEKÜRZTWIRDBENUTZEICHUMGEWEBERESTE
AUFZULÖSENUNDDENWURZELKANALZUDESINFIZIEREN.
SIEMÜSSENBEIMAUFZIEHENGUTAUFPASSENDENNNAOCLISTSEHR
AGGRESSIVUNDDARFAUFKEINENFALLINDIEAUGENODERAUF
DIEKLEIDUNGKOMMEN.ALSZWEITESBENUTZENWIRSOGENANNTE
CHELATOREN.DASISTDASEDTA.EDTAWIRKTWIEEINGLEITMITTEL
SPÜLTRESTEAUSDEMWURZELKANALUNDLÖSTDIESCHMIERSCHICHT
ANDENKANALWÄNDEN.ACHTENSIEBITTEDARAUFDIE
SPRITZENIMMERWASSERFESTUNDGUT
LESERLICHZUBESCHRIFTEN.

# AB 8: Wurzelkanalaufbereitung und Wurzelkanalfüllung

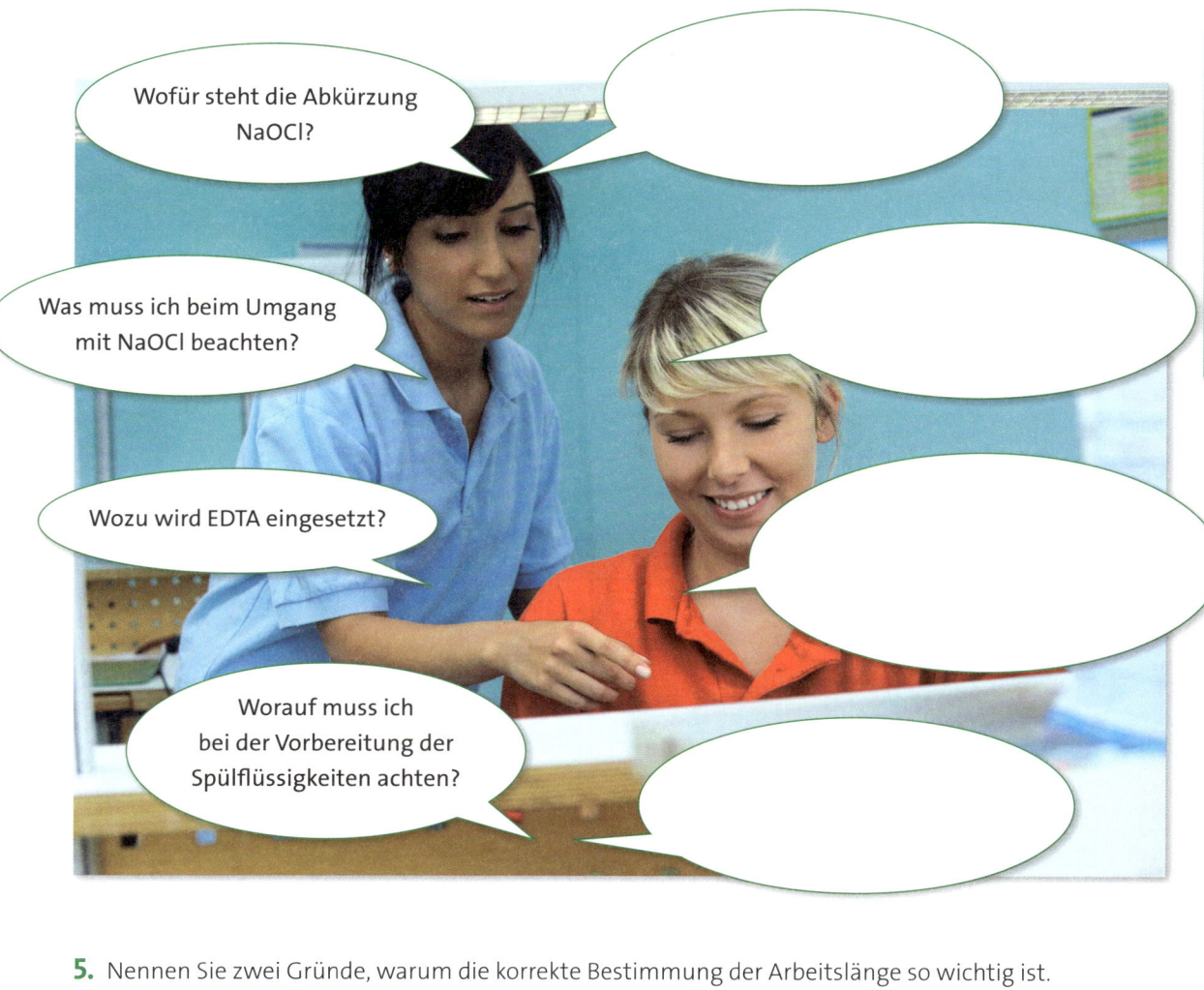

Wofür steht die Abkürzung NaOCl?

Was muss ich beim Umgang mit NaOCl beachten?

Wozu wird EDTA eingesetzt?

Worauf muss ich bei der Vorbereitung der Spülflüssigkeiten achten?

**5.** Nennen Sie zwei Gründe, warum die korrekte Bestimmung der Arbeitslänge so wichtig ist.

1. _____

_____

2. _____

_____

**6.** Welche Aussagen zur medikamentösen Einlage sind richtig, welche falsch?

| Aussagen zur medikamentösen Einlage | richtig | falsch |
|---|---|---|
| Die medikamentöse Einlage dient der Desinfektion der Wurzelkanäle. | | |
| Sie bewirkt eine Beruhigung der entzündeten Pulpa. | | |
| Nachdem das Medikament eingebracht ist, wird der Zahn offen gelassen. | | |
| Um das Medikament in die Wurzelkanäle zu applizieren, wird ein Lentulo benutzt. | | |
| Calciumhydroxidpräparate werden nur in Ausnahmefällen benutzt. | | |
| Erst wenn der Zahn vollständig beschwerdefrei ist, werden die Wurzelkanäle endgültig abgefüllt. | | |
| Ledermix ist bei akuten Entzündungen ein mögliches Medikament für eine Einlage. | | |

## AB 8: Wurzelkanalaufbereitung und Wurzelkanalfüllung

**7.**

**a.** Tragen Sie die Lösungen zum Thema Wurzelfüllung in das Rätselfeld ein.

1. Wurzelzemente werden so genannt.
2. Aus diesem Material besteht das am häufigsten eingesetzte feste Wurzelfüllmaterial.
3. Beim Guttapercha-Injektionsverfahren wird flüssiges Guttapercha in die Wurzelkanäle ...
4. So nennt man das Stopfen der Wurzelfüllung.
5. So heißt das spitz zulaufende Stopfinstrument.
6. Das Stopfen von oben nennt man ...
7. Diese Eigenschaft haben Materialien, die nicht schrumpfen (ä = ae)

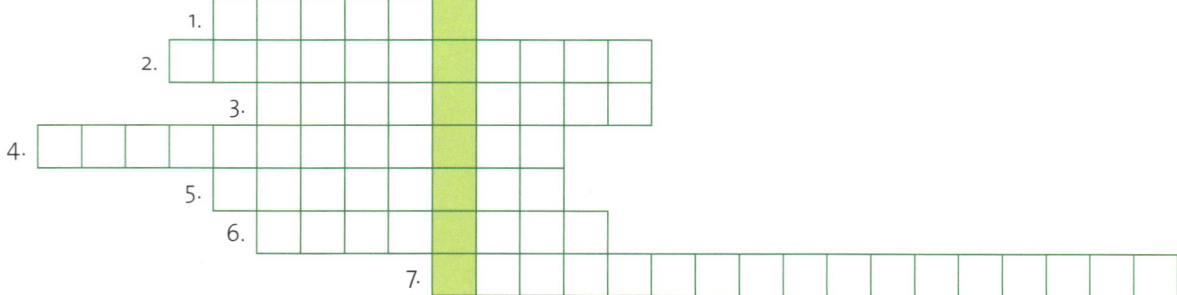

Das Lösungswort in der farbig hinterlegten Spalte ergibt eine Komplikation bei Wurzelbehandlungen.

**b.** Was bedeutet dieser Begriff?

_____

**c.** Was ist häufig die Ursache für diese Komplikation?

_____

**8.** Welche weiteren Komplikationen sind hier abgebildet?

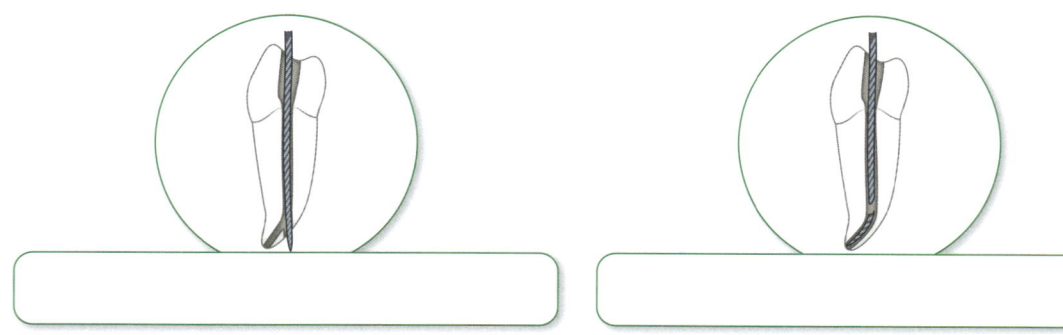

**9.** Wann darf an einem Milchzahn keine Wurzelbehandlung mehr durchgeführt werden? Kreuzen Sie die richtigen Antworten an.

- Wenn der Zahn seit einem Jahr durchgebrochen ist.
- Wenn die Zahnwurzel zu zwei Drittel resorbiert ist.
- Wenn die Zahnwurzel bereits zu einem Drittel resorbiert ist.
- An Milchzähnen dürfen grundsätzlich keine endodontischen Behandlungen erfolgen.

# AB 9: Fachworttrainer

**1.** Auch wenn Ihnen Mathematik unheimlich sein sollte, helfen Ihnen hier die Zahlen. Eine Zahl steht immer für den gleichen Buchstaben.

|  |  |
|---|---|
| 1. | E N D O D O N T I E <br> 19 5 2 23 2 23 5 7 21 19 <br> *Zahnmedizinische Fachrichtung, Schwerpunkt Diagnostik und Therapie des Zahninneren* |
| 2. | 7 9 13 22 24 13 7 21 10 11 15 <br> *durch Verletzungen verursacht* |
| 3. | 13 10 20 24 14 7 23 24 13 7 21 10 11 15 <br> *krank, aber ohne Symptome* |
| 4. | 21 9 9 19 16 19 10 21 4 19 12 <br> *diese Pulpitis ist nicht mehr rückgängig zu machen* |
| 5. | 13 14 21 26 13 12 19   14 13 9 23 2 23 5 7 21 7 21 10 <br> *das die Zahnwurzel umgebende Gewebe ist aufgrund der Pulpitis entzündet* |
| 6. | 11 9 23 5 21 10 11 15 19   14 22 12 14 21 7 21 10 <br> *diese Form der Pulpitis verläuft langsam und symptomarm* |
| 7. | 14 22 12 14 13 5 19 26 9 23 10 19 <br> *abgestorbenes Pulpagewebe* |
| 8. | 21 13 7 9 23 3 19 5 <br> *durch den Arzt verursacht* |
| 9. | 14 22 12 14 13 3 13 5 3 9 13 5 <br> *abgestorbene und faulig zersetzte Pulpa* |
| 10. | 14 19 9 26 22 10 10 21 23 5 10 7 19 10 7 <br> *ein Diagnoseverfahren bei der Pulpitis* |
| 11. | 21 5 18 19 26 7 21 23 19   14 22 12 14 21 7 21 10 <br> *häufigste Pulpitisform* |

**2.** In diesem Silbensalat verbergen sich 9 Begriffe zum Nervensystem. Notieren Sie diese und schreiben Sie eine kurze Erklärung dahinter.

Silben: trans, neu, N. tri, rit, sym, kus, lis, apse, nus, peri, pher, ge, N. fa, ~~ron~~, thi, drit, mitter, pa, cia, mi, ~~neu~~, syn, den

Neuron = Nervenzelle, _____
_____
_____
_____

## AB 9: Fachworttrainer

**3.** Finden Sie die Paare!

| Foramen mandibulae | Kinnloch | Unterkiefer | Condylus |

| Gelenkköpfchen | Unteraugenloch | Maxilla | Knochenkanal im Unterkiefer |

| Foramen mentale | Mandibula | Unterkieferloch | Foramen infraorbitale |

| Tuber maxillae | Oberkiefer | Mandibularkanal | Knochenhöcker am Oberkiefer |

**4.** Links fehlen alle Vokale bei den Begriffen aus dem Themenbereich Anästhesie. Sicher kein Problem für Sie, diese Begriffe zu erkennen.

nfltrtnsnsths →

ntrlgmntr nsths →

Phslgsch Kchslzlsng →

Vsknstrngntn →

sprtn →

nsthtkm →

Zlndrmpllnsprtz →

Knl →

## AB 1: Elastisch und stabil – der Zahnhalteapparat

**1.** Beschriften Sie die Abbildung vom Zahnhalteapparat mit den vorgegebenen Begriffen.

marginale Gingiva | Sulkusepithel | bindegewebiges Attachment | Sulkus | Schmelz | Dentin | Alveolarknochen | Wurzelzement | Sharpey'sche Fasern | Saumepithel | attached Gingiva

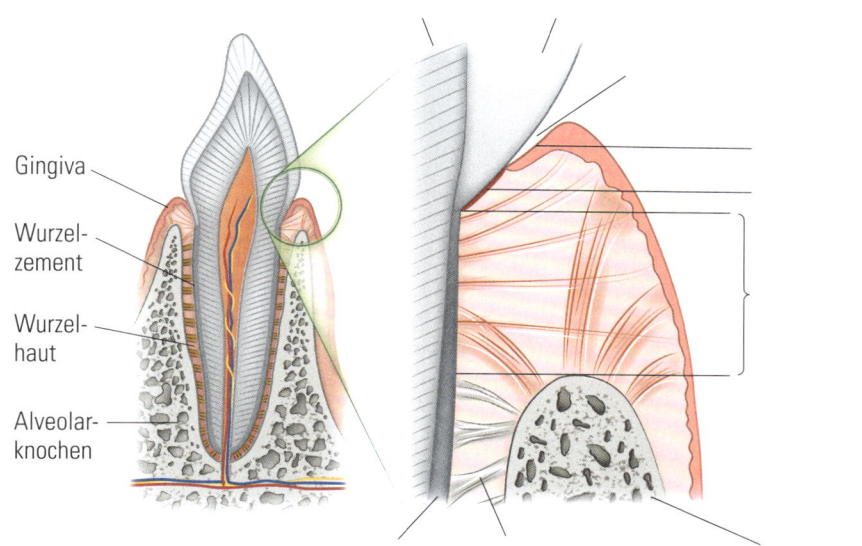

**2.** Setzen Sie im Text über die Gingiva die vorgegebenen Wörter an der richtigen Stelle ein.

Zahnhalteapparat | freie Gingiva | Saumepithels (2x) | gestippelt | Interdentalpapille | befestigt | marginale Gingiva | Sulcus | blassrosa

Die Gingiva gehört zum _____.

Die Farbe einer gesunden Gingiva ist _____.

Ihre Oberfläche ist wie eine „Orangenhaut" _____.

Der dreieckige Bereich zwischen den Zähnen heißt _____.

Die attached Gingiva ist am Knochen _____.

Die attached Gingiva geht über in die _____.

Der Fachausdruck für die freie Gingiva ist _____.

Die marginale Gingiva ist 1,5mm bis 2,5 mm breit. Sie haftet am Zahnhals mithilfe des

_____.

Zwischen Gingiva und Zahnhals ist eine ca. 1 mm breite Furche. Diese Vertiefung nennt man

_____.

Viele Erkrankungen des Zahnhalteapparates haben ihre Ursache in einer Beschädigung des

_____.

handwerk-technik.de

## AB 1: Elastisch und stabil – der Zahnhalteapparat

**3.** Ordnen Sie den Bestandteilen des Zahnhalteapparates ihre entsprechende Lage und die Aufgaben zu, indem Sie die zusammengehörenden Kästchen in der gleichen Farbe markieren.

- Zahnfleisch (Gingiva)
- enthält Septen bei mehrwurzeligen Zähnen
- verankert die Fasern des Zahnhalteapparates
- schützt gegen äußere Einflüsse aus der Mundhöhle (z. B. Bakterien)
- Wurzelhaut (Desmodont)
- verankert den Zahn durch die Sharpey'schen Fasern in der Alveole
- bedeckt das Dentin im Wurzelbereich
- Wurzelzement (Cementum)
- knöchernes Zahnfach (Alveole)
- befindet sich im Alveolarfortsatz des Unter- und Oberkiefers
- Faserbündel ziehen vom Wurzelzement zum Alveolarknochen; enthält Nervenfasern, Blut- und Lymphgefäße
- dehnt sich von der Mukogingivalgrenze zum Zahnhals

**4.** Welche Aussagen zur Wurzelhaut (Desmodont) sind richtig, welche sind falsch? Kreuzen Sie entsprechend an.

|  | richtig | falsch |
|---|---|---|
| Die Wurzelhaut gehört zur Mundschleimhaut und bedeckt die Zahnwurzeln. |  |  |
| Die Faserbündel der Wurzelhaut werden als Sharpey'sche Fasern bezeichnet. |  |  |
| Die Sharpey'schen Fasern ziehen von der Gingiva zum Alveolarknochen. |  |  |
| Die Sharpey'schen Fasern halten den Zahn in seiner Alveole. |  |  |
| Übermäßige Druckbelastung des Zahnes führt zum Aufbau von Alveolarknochen als Schutzmaßnahme des Körpers. |  |  |
| Im Desmodont befinden sich Nervenfasern, Blut- und Lymphgefäße. |  |  |
| Die Nervenfasern erfassen über Rezeptoren Druck und Berührung des Zahnes und leiten sie an das zentrale Nervensystem. |  |  |
| Beißt man auf einen harten Gegenstand, entsteht ein Reflexbogen. Dieser sorgt dafür, dass man fester zubeißt. |  |  |
| Die normale Kaudruckbelastung wird in eine Zugbelastung umgewandelt, dies dient dem Schutz des Knochens. |  |  |

## AB 2: Schlechte Zeiten an der Wurzelspitze – apikale Parodontitiden

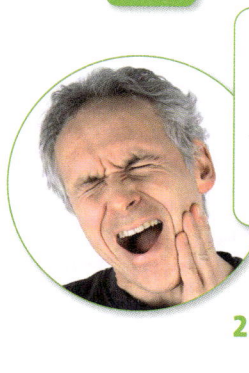

**AB 2**

**1.** Erläutern Sie bitte, was man unter apikalen Parodontitiden versteht.

**2.**

**a.** Entzündungen an der Wurzelspitze können die verschiedensten Erkrankungen zur Folge haben. Schreiben Sie die entsprechenden Formen der fortgeleiteten apikalen Parodontitiden in die freien Felder.

**b.** Kennzeichnen Sie die akut verlaufenden Erkrankungen in gelb und die mit chronischem Verlauf in rot.

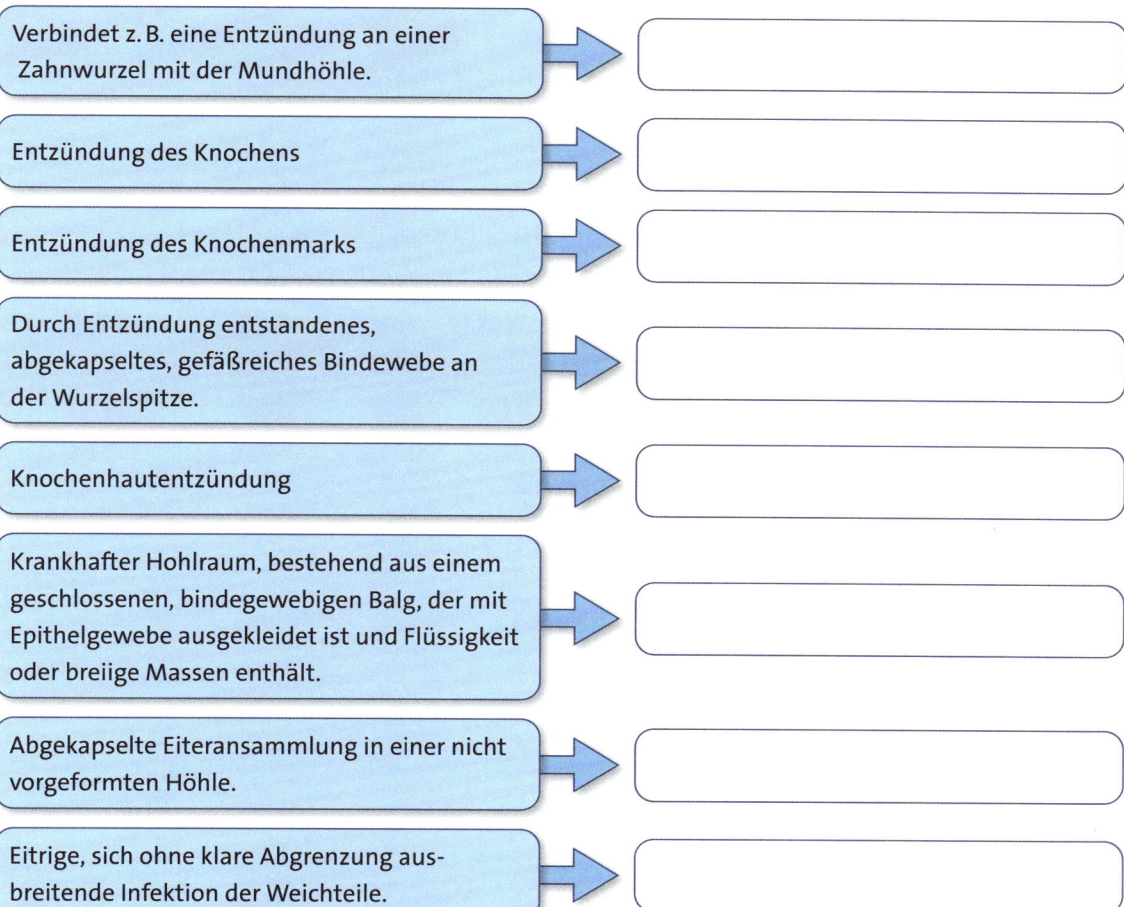

*Lernfeld 6*

## AB 2: Schlechte Zeiten an der Wurzelspitze – apikale Parodontitiden

**3.**

a. Wo befindet sich der Abszess? Schreiben Sie die deutschen Erklärungen hinter die Fachbegriffe.

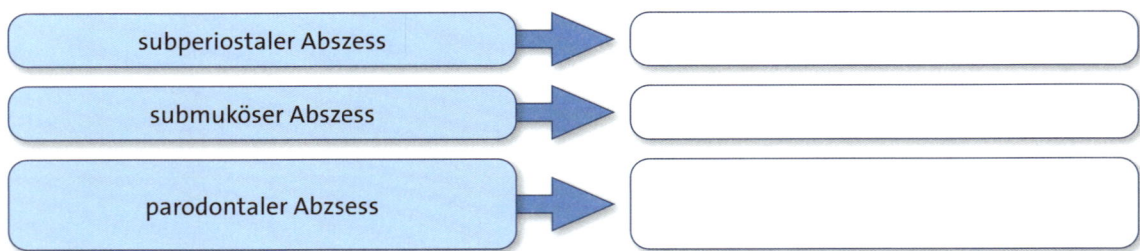

b. Um welche Abszessarten handelt es sich?

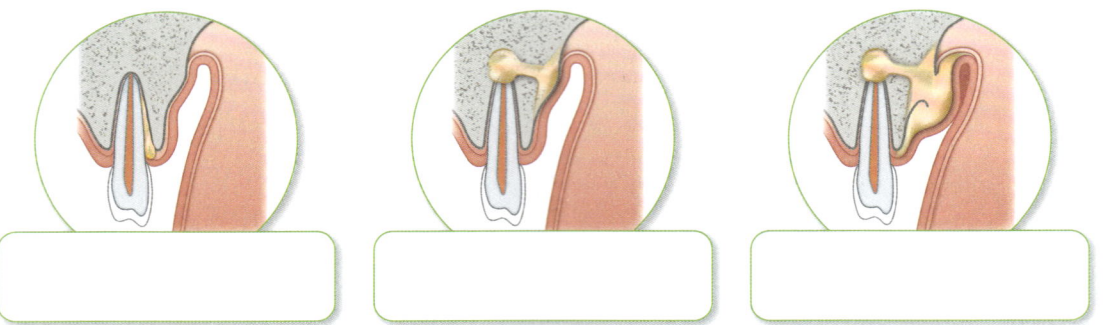

c. Abszesse können akut oder chronisch verlaufen. Welche der folgenden Aussagen gehören zum akuten und welche zum chronischen Abszess? Kreuzen Sie die entsprechende Abszessform an.

| Beschreibung | akuter | chronischer |
|---|---|---|
| | \multicolumn{2}{c}{Abszess} | |
| bildet sich innerhalb weniger Stunden | | |
| verläuft oft ohne Schmerzen und unauffällig | | |
| entsteht meist aus apikaler oder parodontaler Entzündung | | |
| ist sehr schmerzhaft | | |
| hat sich langsam entwickelt | | |

**4.** Wie heißen die beiden Zystenarten, die beschrieben werden? Schreiben Sie den Namen auf die Linie.

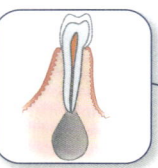

_____

Entsteht durch einen entzündlichen Prozess an der Wurzelspitze.

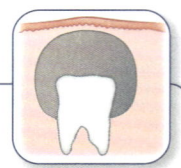

_____

Geht von einem verlagerten Zahn aus, Zellen stammen aus dem Schmelzbildungsepithel eines Zahnkeims.

AB 3: Chirurgische Instrumente

**AB 3**    **1.** Ordnen Sie den abgebildeten Alveolen des linken Ober- und Unterkiefers die Extraktions-zangen zu, die an der jeweiligen Stelle eingesetzt wurden. Ergänzen Sie außerdem die Tabelle (Zahnbezeichnung und Anzahl der Wurzeln). Die Abbildungen der Zangen finden Sie zum Ausschneiden auf Seite 127.

| | Bezeichnung der Zähne | Anzahl der Wurzeln | Abbildung und Bezeichnung der Extraktionszange |
|---|---|---|---|
| Oberkiefer | | | |
| | | | |
| | | | |
| | | | |
| | | | |
| Unterkiefer | | | |
| | | | |
| | | | |
| | | | |
| | | | |

Lernfeld 6

### AB 3: Chirurgische Instrumente

**2.** Beschriften Sie die Abbildung einer Extraktionzange.

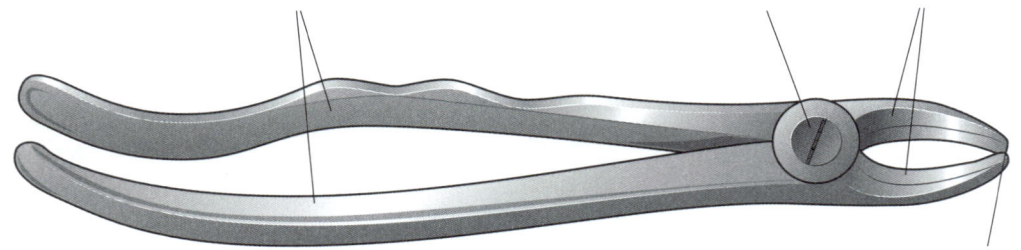

**3.** Welche Aufgaben haben die abgebildeten Zangen?

| Abbildung | Aufgabe der Zange |
|---|---|
| 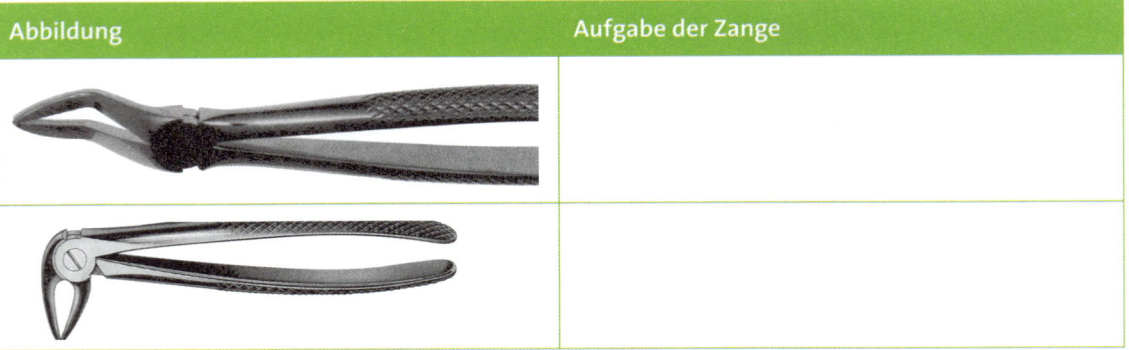 | |
| | |

**4.** Schreiben Sie die Namen der unterschiedlichen Hebel unter die Abbildungen.

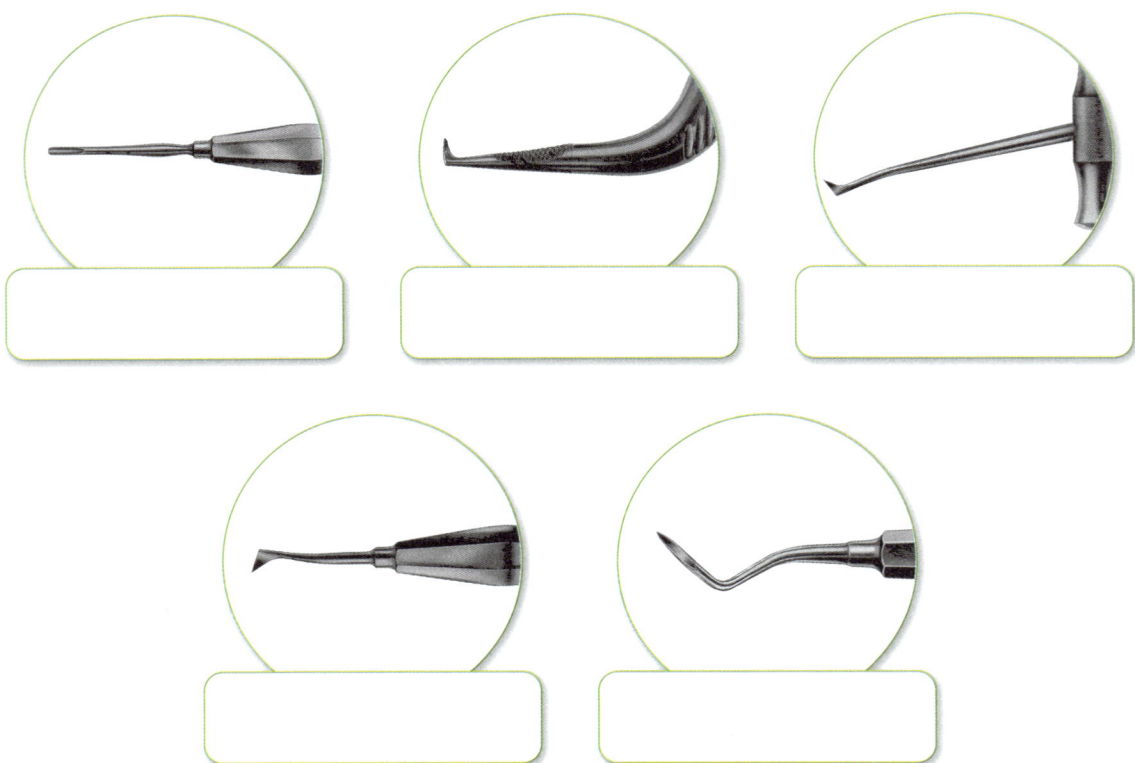

## AB 3: Chirurgische Instrumente

**5.** Erklären Sie die Bedeutung des Merksatzes „Zacke zur Backe".

_____
_____
_____
_____

**6.** Ergänzen Sie die Mindmap zu den chirurgischen Instrumenten.

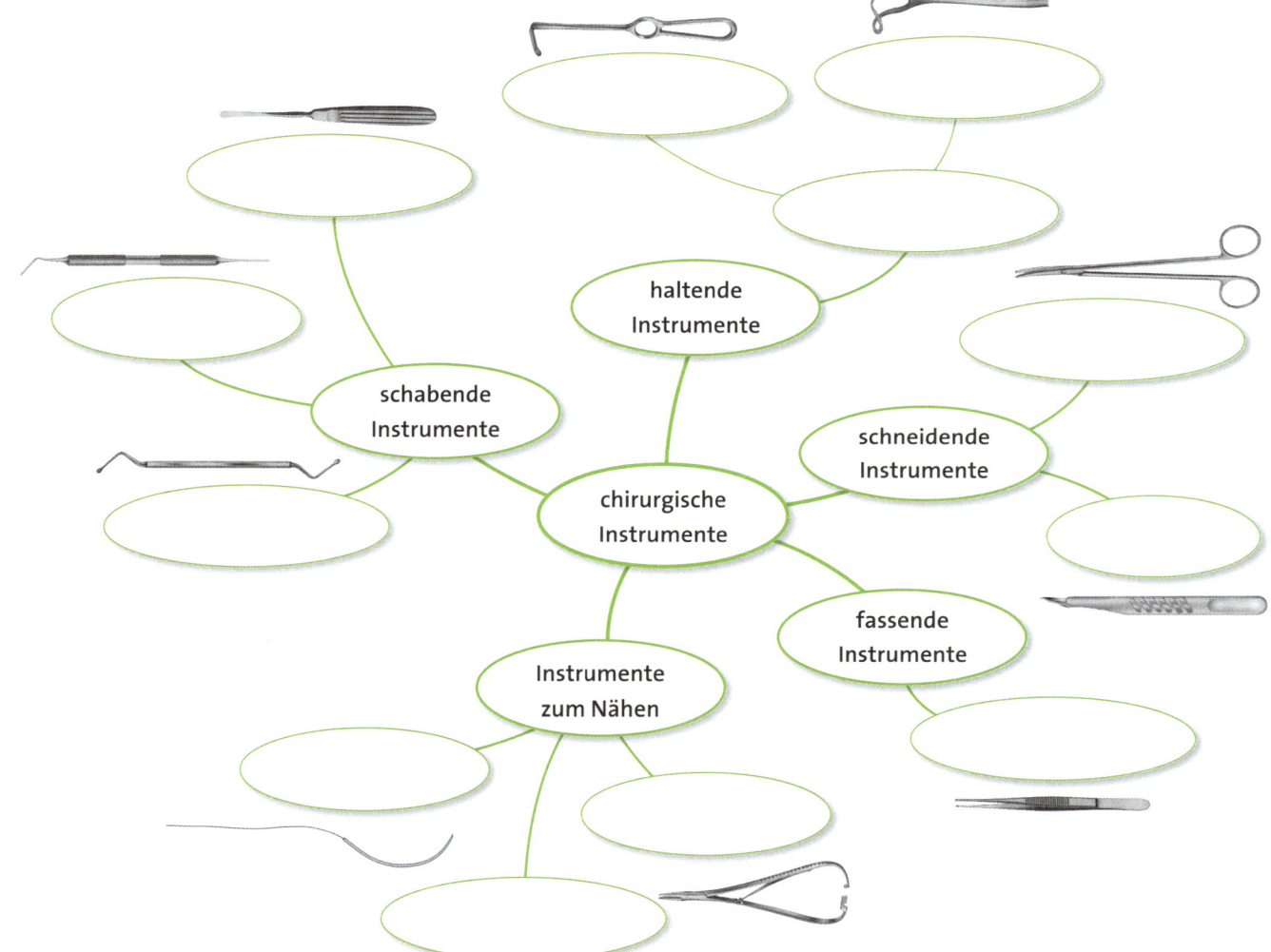

**7.** Welcher Unterschied besteht zwischen traumatischen und atraumatischen Nadeln?

_____
_____
_____

## AB 3: Chirurgische Instrumente

**8.** Markieren Sie die verschiedenen Pinzetten sowie deren Bezeichnungen und Aufgaben mit jeweils der gleichen Farbe.

anatomische Pinzette

Anreichen von Material

sicheres Festhalten von Wundrändern

chirurgische Pinzette

schonendes Festhalten von Gewebe und Material

zahnärztliche Pinzette

**9.** Wie heißen die abgebildeten Instrumente und Geräte? Welche Aufgabe haben sie?

| Abbildung | Bezeichnung | Aufgabe |
|---|---|---|
|  |  |  |
|  |  |  |
|  |  |  |
|  | Tuchklemme |  |
|  |  |  |
|  |  |  |
|  |  |  |
|  | Chirurgiemotor |  |

## AB 4: Mit dem Operieren allein ist es nicht getan – begleitende Maßnahmen

**AB 4**

**1.**

**a.** Ordnen Sie die verschiedenen begleitenden Maßnahmen zu, die vor und während eines chirurgischen Eingriffes durchgeführt werden. Tragen Sie die Begriffe in die Kästchen unter den entsprechenden Erklärungen ein.

sterile Kleidung anlegen, Aufklärung, Einverständniserklärung, Patientenbeobachtung, Dokumentationspflicht, allgemeine Anamnese, Vorbereitung des Patienten, desinfizierende Mundspüllösung, chirurgische Händedesinfektion, sterile Kleidung anlegen, Endokarditisprophylaxe

**b.** Markieren Sie die Maßnahmen in unterschiedlichen Farben: die von der ZFA durchgeführten in gelb, die vom Zahnarzt durchgeführten in blau, die von beiden durchgeführten in grün.

- Der Patient sollte zur Verminderung der oralen Keimflora mit einem oralen Antiseptikum spülen.

- Der Patient muss richtig gelagert und mit sterilen Tüchern abgedeckt werden. Wichtig ist es, den Patienten zu beruhigen.

- Die Übertragung von Krankheitserregern soll verhindert werden.

- Insbesondere ist auf Hautfarbe und Schmerzsignale zu achten. Eine blasse Hautfarbe kann auf einen Blutdruckabfall deuten.

- Die medizinische Vorgeschichte eines Patienten wird abgefragt, da bestimmte Erkrankungen Maßnahmen vor operativen Eingriffen erfordern, z. B. Blutgerinnungsstörungen oder die Einnahme blutverdünnender Medikamente.

- Der Patient muss über Diagnose, Therapie, Risiken, Behandlungsalternativen, Behandlungskosten und Behandlungsablauf informiert werden.

- Das Infektionsrisiko soll verringert werden. Grundsätzlich sollen keimfreie Kleidung, Mundschutz, keimfreie Handschuhe und eine Schutzbrille getragen werden.

- Nach der Aufklärung muss der Patient unterschreiben, dass er informiert wurde und mit dem chirurgischen Eingriff einverstanden ist. Bei Minderjährigen müssen die Erziehungsberechtigten unterschreiben.

- Patienten mit fehlerhaften oder künstlichen Herzklappen sollten ein Antibiotikum prophylaktisch vor und nach dem Eingriff einnehmen, um eine Entzündung der Herzinnenwand zu verhindern.

- Verwendete Materialien müssen schriftlich festgehalten werden, z. B. die Chargennummer bei Implantaten, um sie zurückverfolgen zu können.

## AB 4: Mit dem Operieren allein ist es nicht getan – begleitende Maßnahmen

**2.** Bringen Sie die Schritte beim Anziehen steriler Handschuhe in die richtige Reihenfolge (Ziffern 1–6 bei Texten und Bildern eintragen).

- Innere Verpackung auseinanderfalten und auseinanderziehen, sodass die Handschuhe offen daliegen. Mit den Fingern das umgestülpte Ende des 1. Handschuhs fassen.
- Mit behandschuhten Fingern von oben unter die Stulpe des 2. Handschuhs greifen und ihn hochheben.
- Umgeschlagene Krempen hochziehen und den Sitz der Handschuhe korrigieren.
- Mit der freien Hand in den 2. Handschuh gleiten.
- Mit der anderen Hand in den 1. Handschuh hineingleiten, Handfläche nach oben. Handschuh möglichst weit nach oben ziehen. Krempe bleibt noch umgeklappt. Noch nicht korrigieren.
- Äußere Verpackung öffnen, innere Papierverpackung mit gewaschenen und desinfizierten Händen entnehmen.

**3.** Nach einem chirurgischen Eingriff übergeben Sie der Patientin einen Bogen mit den Verhaltensregeln nach operativen Eingriffen. Die Patientin möchte den Grund für diese Regeln wissen. Wie erklären Sie ihr die Verhaltensregeln?

**Verhaltensregeln nach einem operativen Eingriff**

1. Nicht aktiv am Straßenverkehr teilnehmen.
2. Nichts essen und nichts trinken.
3. Ein bis zwei Stunden auf den eingelegten Tupfer beißen.
4. Feuchte, kalte Umschläge durchführen.
5. In den nächsten Tagen weiche und nicht zu heiße Kost zu sich nehmen.
6. Auf Alkohol und Rauchen verzichten.
7. Körperliche Anstrengung vermeiden.
8. Das Operationsgebiet beim Zähneputzen aussparen und nicht zu heftig spülen.

**Erklärungen**

_____
_____
_____
_____
_____
_____
_____
_____
_____

### AB 5: Chirurgische Behandlungen 1

**1.** „Der Zahn muss raus!"
In dieser Aufgabe sind schon einige Gründe für die Extraktion eines Zahnes genannt. Schreiben Sie die noch fehlenden Gründe in die freien Felder.

- Zähne mit wiederkehrenden Wurzelentzündungen, die nicht therapiert werden können
- Aus kieferorthopädischer Sicht bei Platzmangel
- Zahnüberzahl
- Bei Kieferfrakturen: Zähne, die im Bruchspalt liegen

**2.** Bringen Sie die Behandlungsschritte bei einer Zahnextraktion in die richtige Reihenfolge (Ziffern von 1–6 einsetzen).

- Ablösen des Zahnfleisches mit Raspatorium oder Hebel.
- Anästhesie
- Entfernen des Zahnes aus der Alveole mit der entsprechenden Zange und einer rotierenden Bewegung.
- Komprimieren der Extraktionswunde mit einem Aufbissstupfer.
- Auskratzen der Alveole mit scharfem Löffel.
- Luxation: Herauslösen des Zahnes aus der Alveole mit Hebel oder Zange; die Sharpey'schen Fasern zerreißen.

Lernfeld 6

## AB 5: Chirurgische Behandlungen 1

**3.** Finden Sie für die bei der Osteotomie eingesetzten Instrumente die richtigen Behandlungsschritte. Bringen Sie dann die Behandlungsschritte in die richtige Reihenfolge (Ziffern 1–6 in die entsprechenden Kreise eintragen).

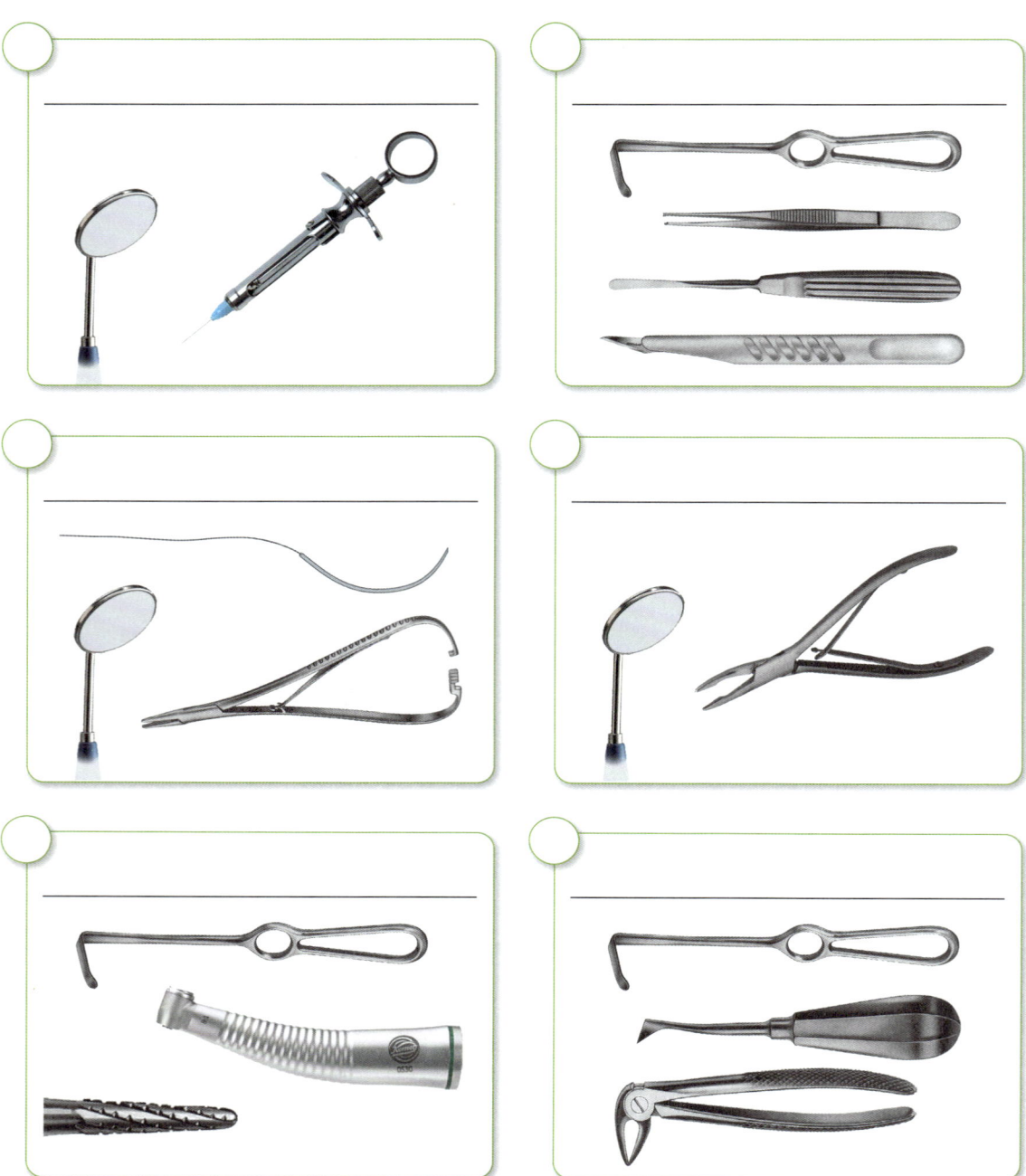

**4.** Welche Aussagen zur Durchführung einer Wurzelspitzenresektion sind richtig? Kreuzen Sie die drei richtigen Antworten an.

Eine Wurzelspitzenresektion wird durchgeführt ...

- ○ um entzündliches Gewebe um die Wurzelspitze herum zu entfernen.
- ○ um den Zahn gewebeschonend zu entfernen.
- ○ um die nicht aufbereiteten Seitenkanäle zu entfernen.
- ○ um einen wurzelbehandelten Zahn zu erhalten.
- ○ um eine Caries profunda zu entfernen.

## AB 5: Chirurgische Behandlungen 1

**5.** Nennen Sie die einzelnen Behandlungsschritte einer Wurzelspitzenresektion und beschreiben Sie diese.

| Abbildung | Behandlungsschritt | Beschreibung |
|---|---|---|
|  |  |  |
|  |  |  |
|  |  |  |
|  |  |  |
|  |  |  |
|  |  |  |
|  |  |  |

**6.** Beschreiben Sie Indikation und Durchführung einer retrograden Wurzelfüllung bei einer Wurzelspitzenresektion.

|  | Indikation | Durchführung |
|---|---|---|
|  |  |  |

## AB 5: Chirurgische Behandlungen 1

**7.** Die Abbildung zeigt die Entfernung einer Zyste.

a. Wie heißt die Operationstechnik?

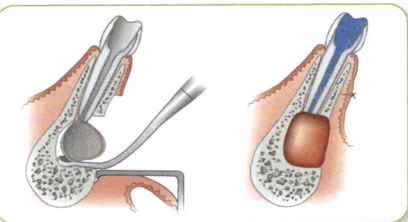

b. Welche Aussagen über diese Operationstechnik sind richtig, welche sind falsch? Kreuzen Sie an.

|  | richtig | falsch |
|---|---|---|
| Der Zystenbalg wird vollständig entfernt. |  |  |
| Die Wunde wird offengehalten. |  |  |
| Die Wunde wird vernäht, der Knochen kann unter der Schleimhaut ausheilen. |  |  |
| Bei größeren Zysten wird nach der Entfernung der Zyste der Hohlraum mit Knochenersatzmaterial aufgefüllt. |  |  |

**8.**

a. Erklären Sie anhand der Abbildung die Entstehung einer Mund-Antrum-Verbindung.

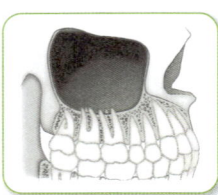

b. Verschluss einer Mund-Antrum-Verbindung: Ordnen Sie die Ziffern aus den Abbildungen zu, indem Sie die Ziffern in die Kreise bei den einzelnen Behandlungsschritten schreiben. Erklären Sie die Behandlungsschritte bzw. nennen Sie die verwendeten Instrumente.

Schlitzung des Periosts:

Schnittführung:

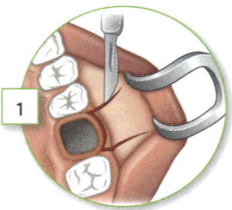 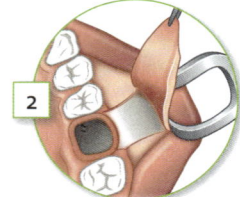 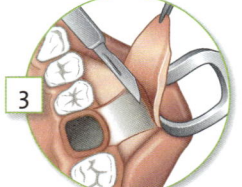 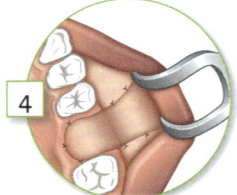

Bildung und Ablösen eines Mukoperiostlappens:

Plastischer Verschluss:

## AB 5: Chirurgische Behandlungen 1

**9.** Inzision eines Abszesses: Verbinden Sie die Behandlungsschritte und die verwendeten Instrumente / Materialien mit einer Linie.

| Anästhesie | | Skalpell, chirurgischer Sauger, chirurgische Pinzette |
| --- | --- | --- |
| Einschnitt in den Abszess | | Spritze, Kanüle, Anästhetikum |
| Abszesshöhle spülen | | Tamponadenstopfer nach Luniatschek, Gazestreifen |
| Wunde offen halten / Drainage | | Spritze, Spülkanüle, NaCl, Wasserstoffperoxid / antiseptisch wirkende Lösung, chirurgischer Sauger |

**10.** Kreuzen Sie die drei richtigen Aussagen zu einer Exzision an.

○ Als Exzision wird die Eröffnung eines Abszesses bezeichnet.
○ Bei einer Exzision wird z. B. verdächtig oder verändert aussehendes Gewebe entfernt.
○ Das entfernte verdächtig oder verändert aussehende Gewebe wird zur Untersuchung in ein Labor geschickt.
○ Bei einer Exzision wird das Gewebe mithilfe einer Zange entfernt.
○ Zur Entfernung von Gewebe bei Exzisionen werden Schere und Skalpell eingesetzt.

**11.**

**Wie heißt der Fachausdruck für die Zahndurchbruchsstörung?**

_____

Wie kommt es dazu?

_____
_____
_____
_____

Wie wird es behandelt?

_____
_____
_____
_____

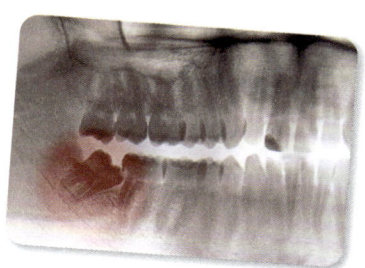

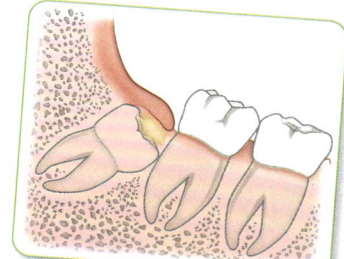

*Lernfeld 6*

## AB 5: Chirurgische Behandlungen 1

**12.** Nach einem chirurgischen Eingriff meldet sich die Patientin telefonisch in der Praxis. Sie gehen ans Telefon. Welche Tipps oder Erklärungen geben Sie der Patientin in folgenden Fällen?

> Die Wunde hat wieder angefangen zu bluten.

> Meine Unterlippe ist immer noch taub und ich kann sie nicht richtig bewegen.

> Ich habe sehr starke Schmerzen.

> Ich habe heute Fieber bekommen und meine Wange ist total geschwollen, außerdem habe ich Schluckbeschwerden und einen unangenehmen Geschmack im Mund.

**13.** Wie werden die dargestellten Komplikationen bei chirurgischen Eingriffen behandelt?

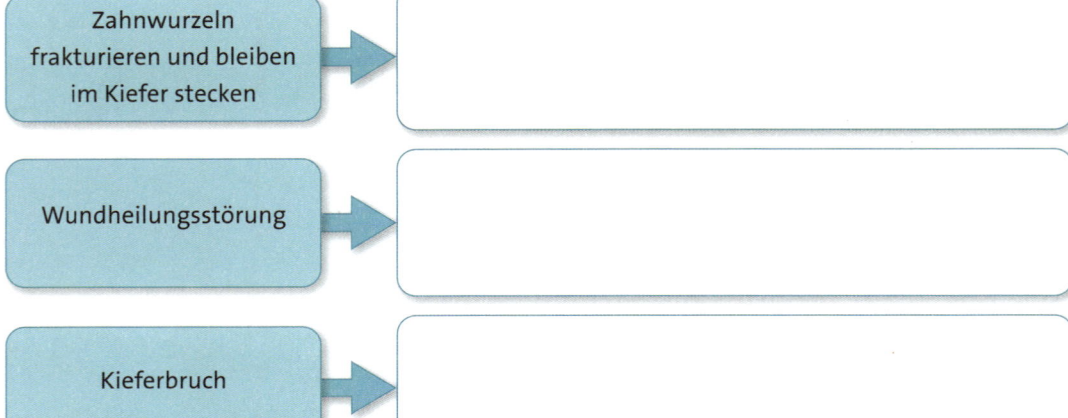

| Komplikation | Behandlung |
|---|---|
| Zahnwurzeln frakturieren und bleiben im Kiefer stecken | |
| Wundheilungsstörung | |
| Kieferbruch | |

## AB 6: Chirurgische Behandlungen 2

**AB 6**

**1.** Welche präprothetischen Maßnahmen können bei einem zahnlosen Kiefer gemacht werden, um den Sitz oder Tragekomfort einer Prothese zu verbessern?

- _____
- _____
- _____
- _____
- _____
- _____

**2.** Als chirurgische Maßnahme für eine kieferorthopädische Behandlung wird in der Praxis die Durchtrennung des Lippenbändchens und des Knochenseptums durchgeführt. Bei welchem Symptom wird dieser Eingriff vorgenommen und warum?

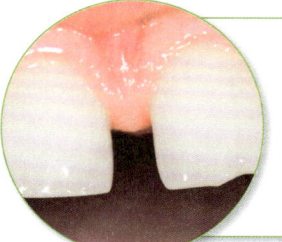

**3.**

**a.** Welche Behandlungen wird ein Zahnarzt / eine Zahnärztin im beschriebenen Fall durchführen?

Der vierzehnjährige Mark stürzt mit seinem Skateboard. Er schlägt mit den Frontzähnen direkt auf eine Treppenstufe. Zahn 21 ist vollständig herausgebrochen. Zum Glück ist Mark sonst nicht verletzt. Der Unfallort ist in der Nähe einer Zahnarztpraxis. Marks Freund Dennis hebt den Zahn auf. Er sagt zu Mark, dass er den Zahn in den Mund nehmen soll. Den Tipp hatte er von seinem Zahnarzt bekommen. Dann bringt er Mark sofort zum Zahnarzt.

| Behandlung des luxierten Zahnes in der Praxis |
|---|
|  |

**b.** Wie sollten luxierte Zähne bis zu ihrer Reimplantation aufbewahrt werden?

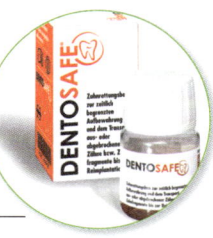

### AB 7: Die festen Dritten – Implantate

**1.** Implantate sind künstliche Zahnwurzeln. Sie werden in den Knochen eingeschraubt. Auf den Implantaten werden Kronen oder Brücken verankert. Sie verbessern auch den Halt von Prothesen. Beschriften Sie die Abbildung vom Aufbau und Einbau eines Implantates.

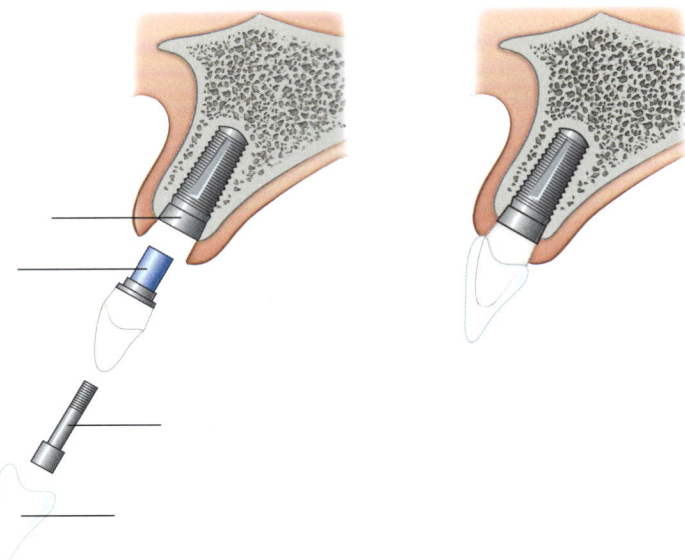

**2.** Tragen Sie in die Kästchen ein, welche zahnmedizinischen Voraussetzungen für Implantate erfüllt sein müssen.

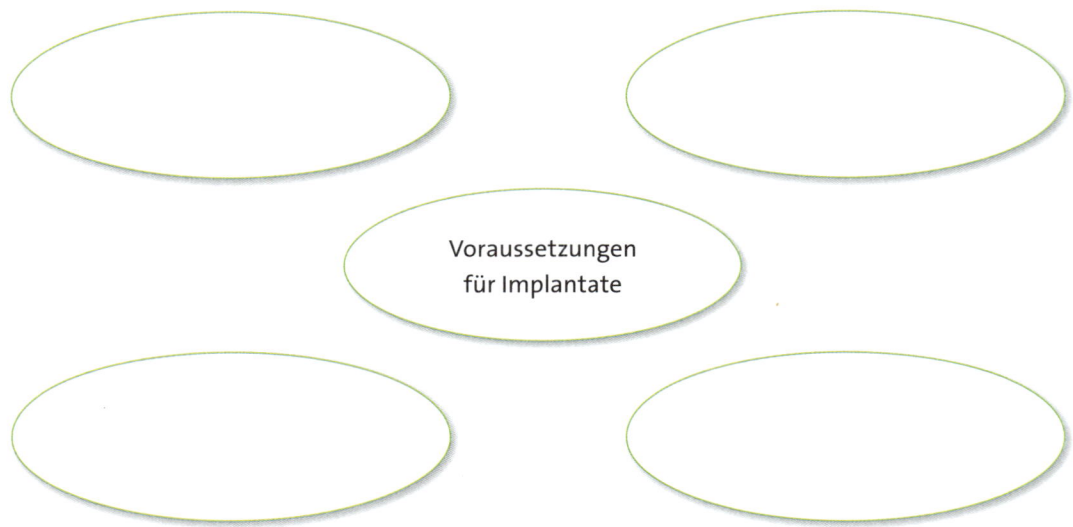

Voraussetzungen für Implantate

**3.** Wie lautet der Fachbegriff für das Verfahren zum Ersatz von fehlendem Knochen? Fügen Sie die fehlenden Buchstaben ein.

AU _ M _ NT _ T _ VES VERFAHREN

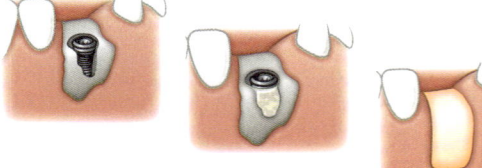

### AB 7: Die festen Dritten – Implantate

**4.** Eine Zahnärztin sagt einer Patientin, dass bei ihr für ein Implantat Knochen aufgebaut werden muss. Sie erklärt der Patientin, warum sie dafür eigenen Knochen (autogenes Knochenmaterial) der Patientin verwenden möchte. Schreiben Sie die Erklärungen in die Sprechblasen.

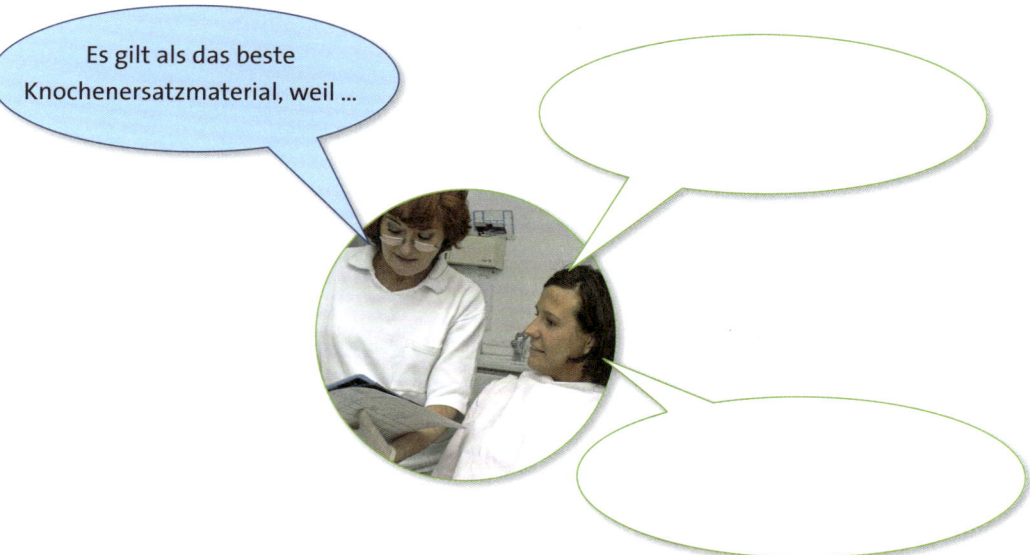

Es gilt als das beste Knochenersatzmaterial, weil …

**5.** Der Sinuslift: Verbinden Sie, was zusammengehört.

| In die seitliche Kieferhöhlenwand wird ein Knochenfenster präpariert. | Durch das Knochenfenster kann vorsichtig die Schleimhaut vom Kieferhöhlenboden angehoben werden. | Der Kieferhöhlenboden wird über das Bohrloch vorsichtig nach oben geklopft. |

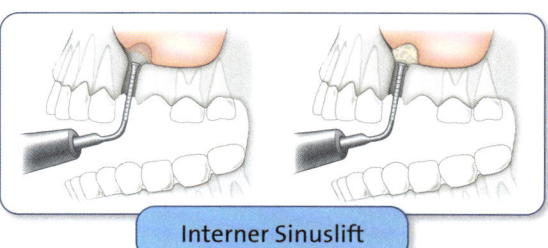

Interner Sinuslift

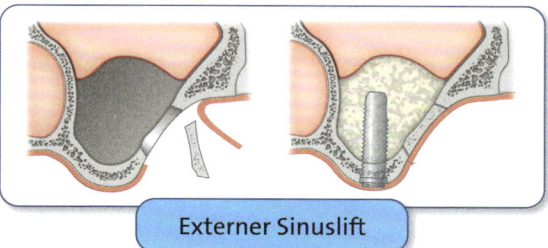

Externer Sinuslift

| Knochenspäne oder Knochenersatzmaterial werden eingebracht. | Der knöcherne Kieferhöhlenboden wird ohne Verletzung der Schleimhaut nach oben geschoben. | Es entsteht mehr Knochen und dadurch Platz für das Implantat. |

Lernfeld 6

## AB 7: Die festen Dritten – Implantate

**6.** Listen Sie stichpunktartig auf, was in den einzelnen Behandlungsschritten einer Implantation stattfindet.

| Behandlungsschritt | | Erklärung |
|---|---|---|
| Befunderhebung | | |
| Planung und Beratung | | |
| Vorbehandlung | | |
| Bohrung des Implantatlagers und Implantation | | |
| Einheilung | | |
| Freilegung | | |
| Prothetische Versorgung | | |

# AB 8: Fragen Sie Ihren Arzt oder Apotheker – Arzneimittel

**AB 8**

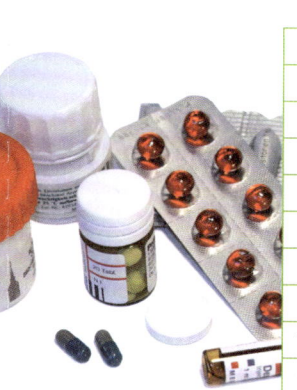

**1.** Arzneimittel kommen in den unterschiedlichsten Verabreichungsformen vor. Kreuzen Sie an, welche Konsistenz die folgenden Verabreichungsformen haben.

| | fest | streichfähig | flüssig | gasförmig |
|---|---|---|---|---|
| Emulsion | | | | |
| Paste | | | | |
| Zäpfchen | | | | |
| Kapseln | | | | |
| Aerosol | | | | |
| Tinktur | | | | |
| Dragees | | | | |
| Salbe | | | | |
| Tabletten | | | | |
| Suspension | | | | |
| Gel | | | | |

**2.** Es gibt verschiedene Arten einem Patienten ein Arzneimittel zu verabreichen. Hier helfen Ihnen Zahlen weiter. Jede Zahl steht immer für denselben Buchstaben.

1. E N T E R A L
   10 6 23 10 19 25 11
   Aufnahme über Mund- oder Darmschleimhaut

2. 
   11 15 22 25 11
   Örtlich begrenzte Anwendung

3. 
   3 25 19 10 6 23 10 19 25 11
   Verabreichung unter Umgehung des Verdauungstraktes

4. 
   9 6 4 10 22 23 9 15 6
   Einspritzung eines Arzneimittels

5. 
   9 6 13 25 11 25 23 9 15 6
   Einatmung eines gasförmigen Arzneimittels

6. 
   9 6 23 19 25 1 10 6 15 10 8
   Einspritzung in die Vene

7. 
   9 6 23 19 25 18 26 8 22 26 11 25 10 19
   Einspritzung in den Muskel

8. 
   9 6 23 19 25 11 9 5 25 18 10 6 23 25 10 19
   Einspritzung in den Parodontalspalt

9. 
   8 26 7 22 26 23 25 6
   Einspritzung unter die Haut

10. 
    19 10 22 23 25 11
    Verabreichung eines Arzneimittels über die Schleimhaut des Mastdarms

Lernfeld 6

## AB 8: Fragen Sie Ihren Arzt oder Apotheker – Arzneimittel

**3.** Hier werden einzelne Arzneimittelgruppen gesucht. Als Lösungswort ergibt sich senkrecht in den grünen Feldern ein weiteres Arzneimittel.

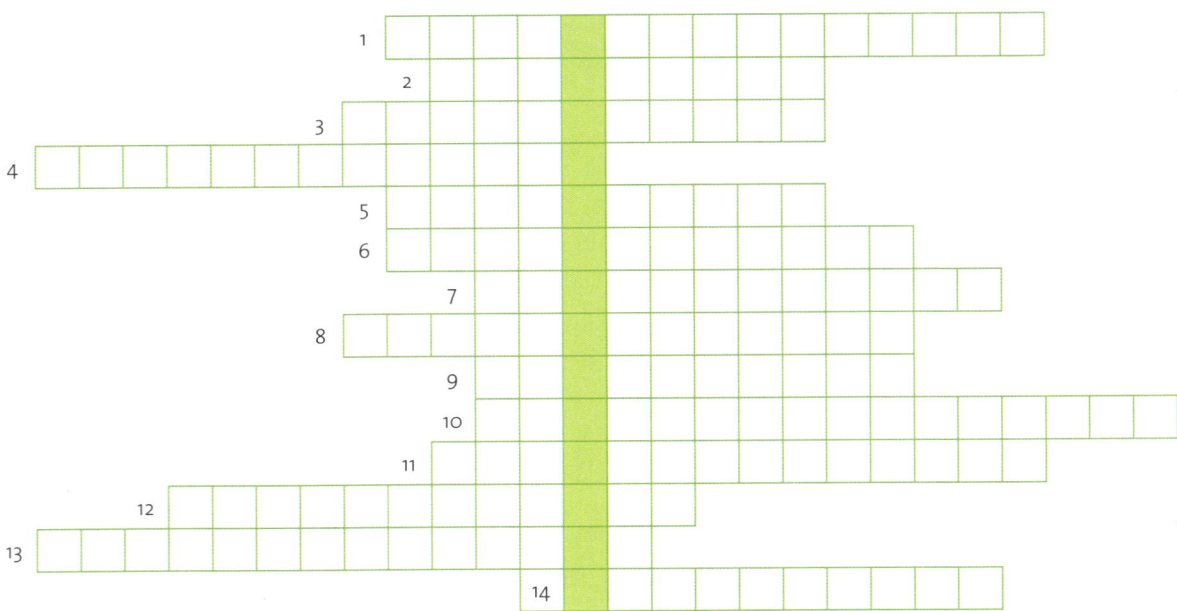

1. Wirkt auf die Psyche des Menschen symptomatisch ein.
2. Hat dämpfende Wirkung auf das zentrale Nervensystem zur Behandlung von Angstzuständen.
3. Schmerzstillendes Arzneimittel.
4. Arzneimittel mit schmerzausschaltender Wirkung.
5. Arzneimittel zur Ausschaltung von Schmerz und Bewusstsein.
6. Arzneimittel zur Behandlung von Virusinfektionen.
7. Desinfiziert beispielsweise die Haut.
8. Arzneimittel gegen Pilzinfektionen.
9. Schlafmittel.
10. Arzneimittel mit entzündungshemmender Wirkung.
11. Arzneimittel mit fiebersenkender Wirkung.
12. Arzneimittel zur Behandlung von bakteriellen Infektionen.
13. Schleimhautzusammenziehendes Arzneimittel.
14. Anderes Wort für Arzneimittel.

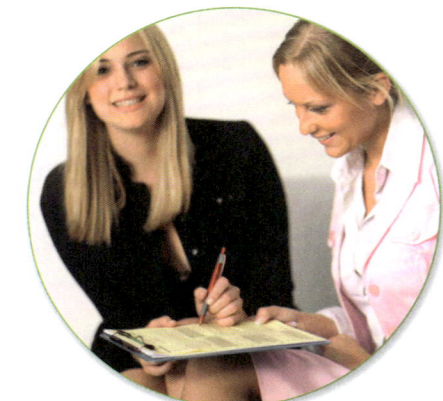

Das Lösungswort ergibt den Fachbegriff für ein blutstillendes Arzneimittel:

**4.** Bei der Einnahme eines Antibiotikums ist es wichtig, nach den Anweisungen des Arztes zu handeln. Warum ist es notwendig, Antibiotika regelmäßig über einen bestimmten Zeitraum einzunehmen?

## AB 8: Fragen Sie Ihren Arzt oder Apotheker – Arzneimittel

**5.**

a. Medikamente dürfen nur mit einem Beipackzettel abgegeben werden, auf dem sowohl die Inhaltsstoffe, die Verabreichung als auch die Nebenwirkungen und die Wechselwirkungen dieses Medikamentes verzeichnet sind. Erklären Sie die Begriffe Nebenwirkungen und Wechselwirkungen.

> **Nebenwirkungen**

> **Wechselwirkungen**

b. Welche Nebenwirkungen können bei der Einnahme von Medikamenten auftreten?

- _____
- _____
- _____
- _____
- _____
- _____
- _____

c. Warum soll man keinen Alkohol trinken bei gleichzeitiger Einnahme von Medikamenten?

**6.**

a. Die Abgabe von Medikamenten ist gesetzlich geregelt. Ergänzen Sie das Schema zur Arzneimittelabgabe.

b. Schreiben Sie jeweils ein Beispiel unter die ausgefüllten Felder.

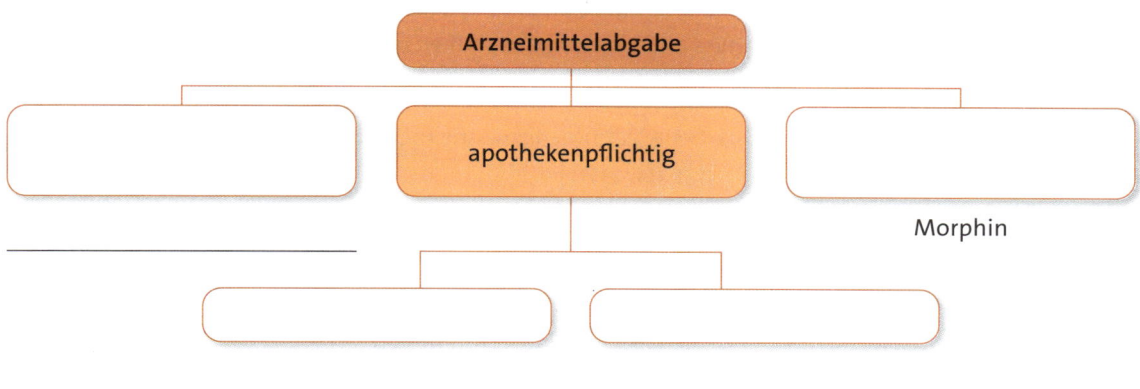

Arzneimittelabgabe — apothekenpflichtig — Morphin

### AB 8: Fragen Sie Ihren Arzt oder Apotheker – Arzneimittel

**7.** Nach einer Behandlung händigen Sie einer Patientin den Ausdruck von einem E-Rezept aus. Sie stellt Ihnen ein paar Fragen zu den Eintragungen, die sie nicht versteht.

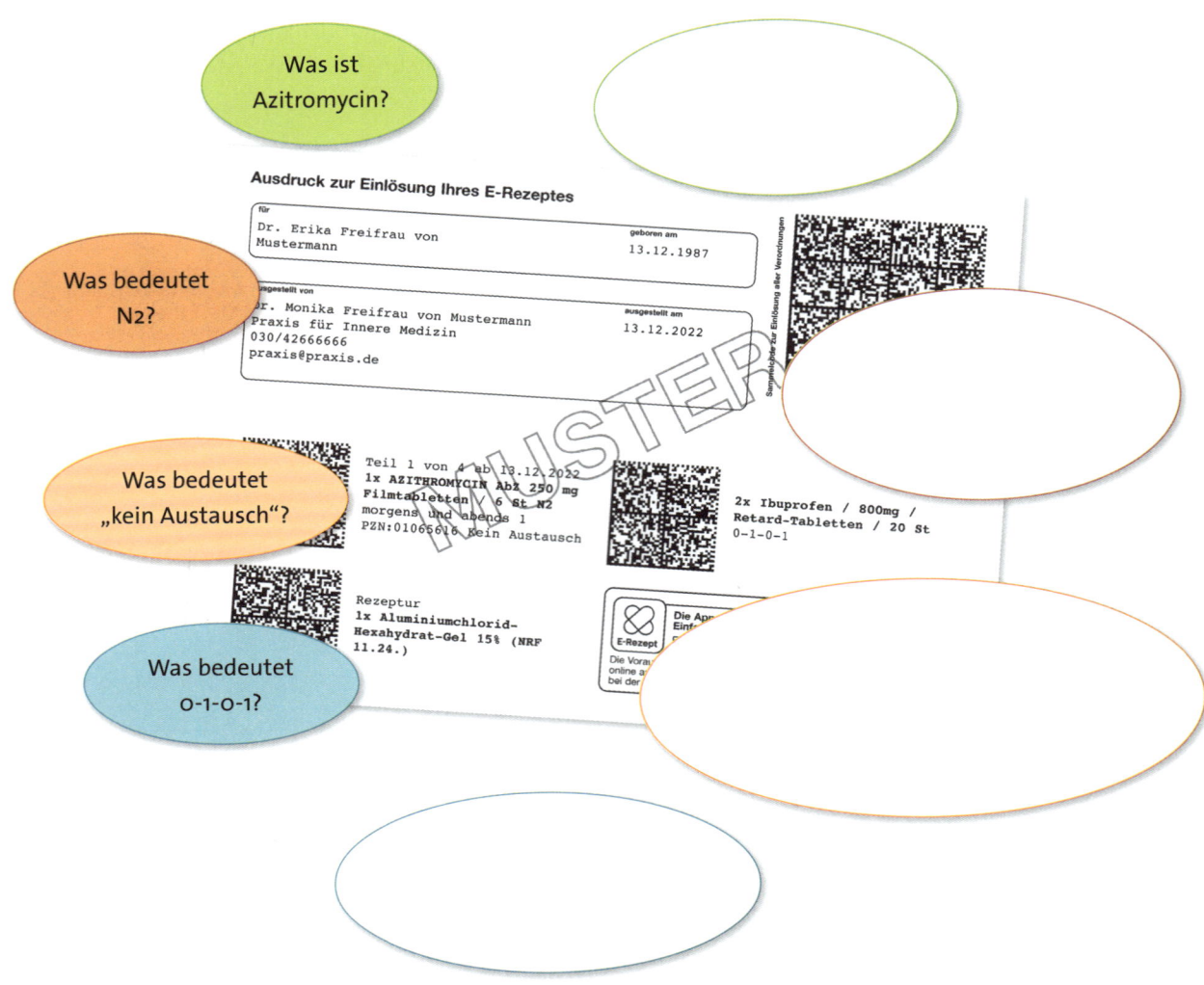

**8.** Bei der Ausstellung eines Betäubungsmittelrezeptes sind bestimmte Regeln zu beachten. Kreuzen Sie die richtigen drei Antworten an.

○ Es müssen spezielle 3-teilige Formulare verwendet werden.
○ Es dürfen nur Tabletten verordnet werden.
○ Das Rezept geht vollständig an die Apotheke.
○ Rezeptvordrucke müssen diebstahlsicher verwahrt werden.
○ Ein Teil des Rezeptformulars verbleibt beim verordnenden Zahnarzt.
○ Jeder Rezeptvordruck muss einzeln beim Gesundheitsamt bestellt werden.

**9.** Welche Medikamente darf eine Zahnmedizinische Fachangestellte verschreiben? Kreuzen Sie die richtige Antwort an.

○ Medizinische Zahnpasten          ○ Elmexfluid
○ Mundspülung                      ○ überhaupt keine
○ Fluortabletten                   ○ Schmerztabletten

## AB 9: Fachworttrainer

**AB 9**

**1.** Im Rätselfeld verstecken sich waagerecht und senkrecht 16 Fachbegriffe aus Lernfeld 8.

a. Markieren Sie diese farbig.

| H | E | R | T | A | B | S | C | W | E | R | T | J | U | I | K | I | L | O | P | O | P |
|---|---|---|---|---|---|---|---|---|---|---|---|---|---|---|---|---|---|---|---|---|---|
| A | N | T | O | N | I | A | Z | U | M | V | E | R | E | R | Z | T | H | U | J | K | I |
| N | O | S | T | E | O | M | Y | E | L | I | T | I | S | X | C | D | E | R | F | G | H |
| N | I | H | I | L | I | S | S | Q | E | R | T | Z | H | J | K | L | Ö | P | O | I | N |
| I | M | M | E | R | H | I | T | E | R | L | P | A | R | O | D | O | N | T | I | U | M |
| B | A | D | E | N | G | X | E | N | O | P | H | I | L | I | E | R | O | O | S | T | E |
| A | N | A | B | E | I | I | Q | W | E | R | T | Z | H | J | M | T | I | M | U | N | T |
| L | I | E | B | E | N | N | E | S | T | E | U | F | E | I | N | H | O | C | H | Z | U |
| R | Q | A | Y | E | G | G | A | N | D | O | L | I | F | E | R | O | B | E | R | S | T |
| W | Q | P | E | R | I | O | S | T | I | T | I | S | H | F | I | G | G | B | E | B | D |
| G | E | H | E | I | V | S | U | L | E | I | D | T | E | C | V | R | P | A | R | O | L |
| F | I | N | I | Z | A | T | B | L | I | E | D | E | V | E | C | A | M | A | R | C | D |
| B | O | L | K | I | U | E | P | A | P | I | L | L | E | U | I | D | U | D | U | D | U |
| B | H | W | R | T | G | R | E | R | W | E | R | T | T | Z | U | J | K | L | B | V | F |
| D | F | G | F | E | W | E | R | V | E | R | R | A | T | A | T | S | A | C | H | E | R |
| M | U | N | D | T | E | I | I | U | M | Z | U | G | H | L | W | E | R | T | G | T | G |
| F | G | F | E | W | S | D | O | S | E | R | T | F | G | V | V | S | C | H | G | R | U |
| S | H | A | R | P | E | Y | S | C | H | E | F | A | S | E | R | N | Ö | L | K | J | H |
| W | E | R | A | V | R | T | T | A | T | S | U | C | H | O | F | G | F | E | W | S | D |
| W | I | E | S | U | C | H | A | W | K | L | A | S | W | L | E | I | M | E | R | F | A |
| W | O | H | P | M | A | L | L | E | I | C | H | E | D | E | S | M | O | D | O | N | T |
| W | A | S | A | A | T | S | U | C | H | L | N | O | P | H | I | L | I | E | N | O | P |
| W | R | T | T | F | G | F | E | W | S | U | H | E | R | T | A | B | S | C | H | E | R |
| E | R | T | O | W | I | E | D | E | R | X | T | A | B | S | C | H | T | T | A | B | S |
| R | T | L | R | E | T | R | O | G | R | A | D | O | C | H | Z | U | O | C | H | Z | U |
| W | R | T | I | W | R | T | W | R | T | T | G | A | N | D | O | L | G | A | N | D | O |
| B | N | S | U | L | K | U | S | D | E | I | W | E | R | T | A | N | A | B | E | A | N |
| A | S | T | M | A | T | S | U | C | H | O | I | Q | W | E | R | T | Z | H | J | M | I |
| I | Q | W | E | R | T | Z | H | J | M | N | A | N | A | B | E | A | N | I | Q | W | E |
| R | W | E | R | T | T | Z | U | J | K | L | B | R | W | E | R | T | T | Z | U | J | K |

b. Tragen Sie die gefundenen Fachbegriffe hier ein.

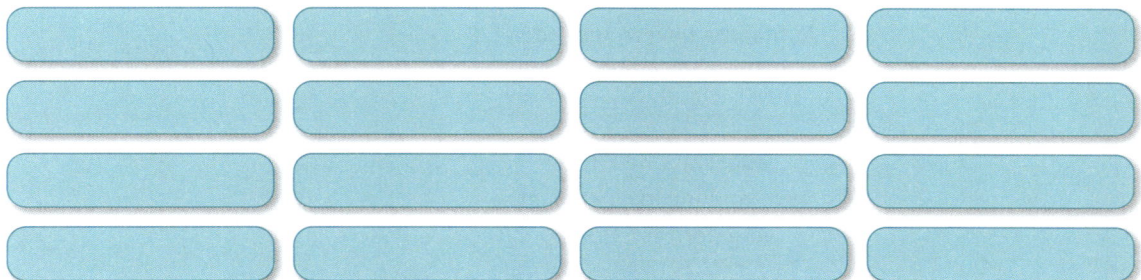

## AB 9: Fachworttrainer

**2.** Finden Sie zu den Erklärungen die entsprechenden Termini.

| Terminus | Erklärung |
|---|---|
|  | Beseitigung eines offenen Zugangs von der Kieferhöhle zur Mundhöhle |
|  | Entfernung eines Zahnkeims |
|  | Entfernung einer nicht erhaltungswürdigen Zahnwurzel bei mehrwurzeligen Zähnen |
|  | Ersatz fehlender Knochensubstanz |
|  | Einschnitt ins Körpergewebe |
|  | operative Entfernung eines Zahns |
|  | Entfernung eines Zahns mit speziellen Zangen und Hebeln |
|  | Entfernung von Gewebe |
|  | Entfernung einer Zyste mit vollständiger Entfernung des Zystenbalgs |
|  | Aufnahme über Mund- oder Darmschleimhaut |
|  | abgekapselte Eiteransammlung in einer nicht vorgeformten Höhle |

| Terminus | Erklärung |
|---|---|
|  | Arzneimittel zur Behandlung bakterieller Infektionen |
|  | Entfernung der Wurzelspitze |
|  | operative Vertiefung des Mundbodens |
|  | frei bewegliches Gewebe auf dem Alveolarkamm |
|  | Anheben des Kieferhöhlenbodens |
|  | Entzündungen des Zahnhalteapparates |
|  | Antibiotikagabe zur Verhinderung einer Herzinnenhautentzündung |
|  | Einpflanzung von z. B. künstlichen Zahnwurzeln |
|  | Schmerzmittel |
|  | erschwerter Zahndurchbruch |

## AB 1: „Blut, der Saft des Lebens" – Aufgaben und Zusammensetzung

**AB 1**

**1.** Blut besteht zum überwiegenden Teil aus Flüssigkeit, dem Blutplasma. Ergänzen Sie bitte die übrigen Bestandteile im Schaubild.

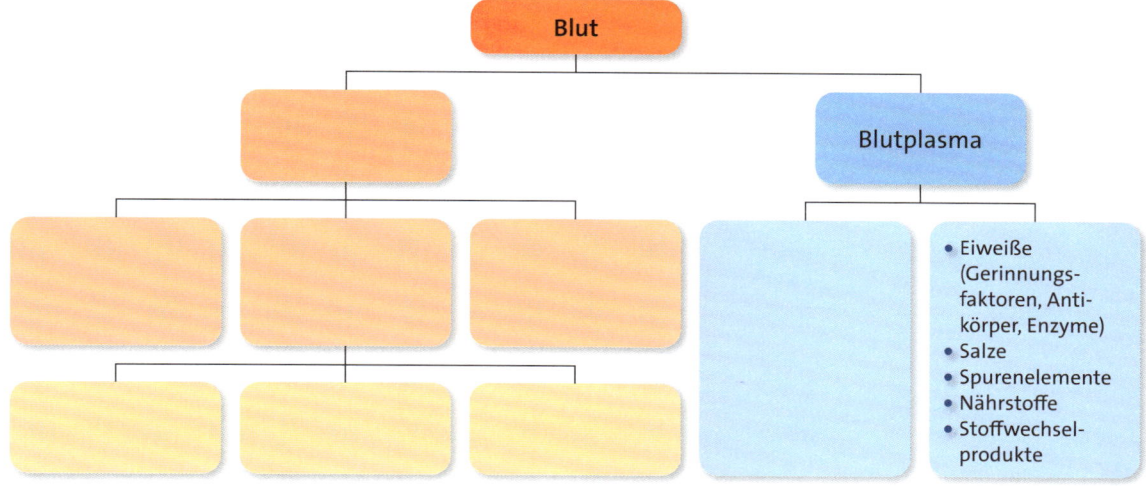

**2.** Blut in Zahlen.

Wie viel Liter Blut fließen durch den menschlichen Körper?
_____

Zu wie viel Prozent besteht das Blut aus Blutplasma?
_____

Ca. _____ des Blutplasmas ist Wasser, der Rest besteht aus gelösten Stoffen.

**3.** Welcher Blutbestandteil ist für welche Aufgabe zuständig? Markieren Sie die Aufgabe und den dazu passenden Blutbestandteil in der gleichen Farbe.

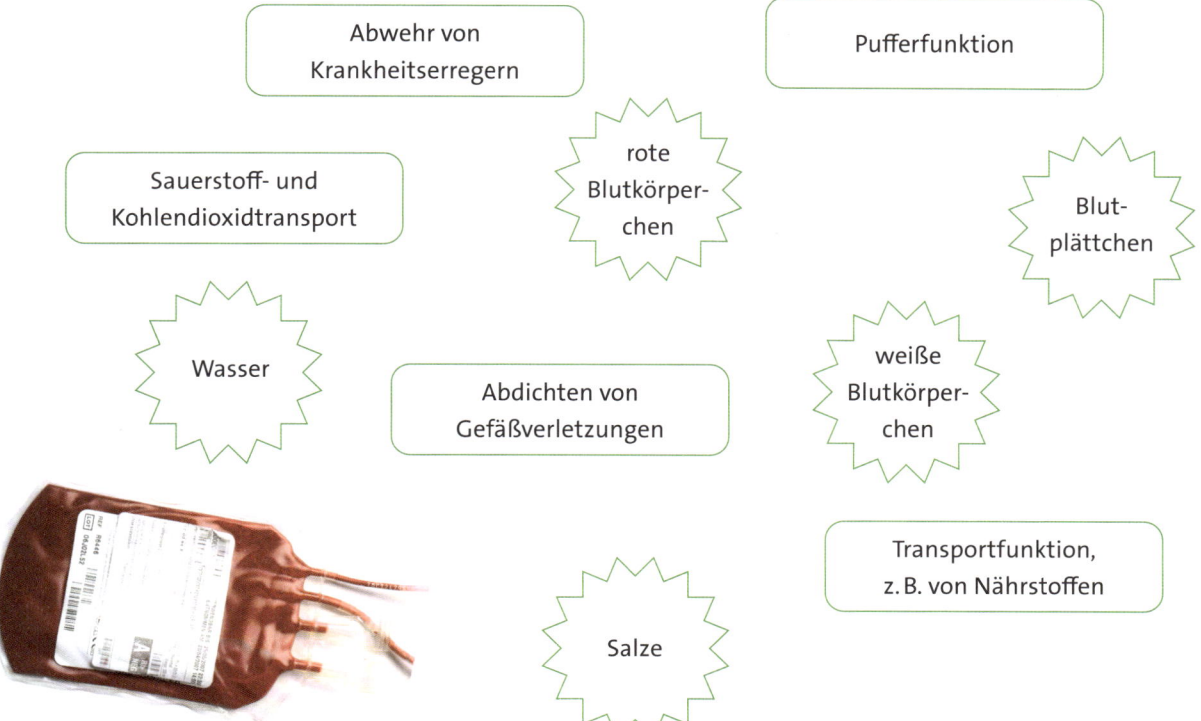

handwerk-technik.de

## AB 1: „Blut, der Saft des Lebens" – Aufgaben und Zusammensetzung

**4.** In den Steckbriefen werden Blutkörperchen gesucht. Ergänzen Sie die fehlenden Angaben.

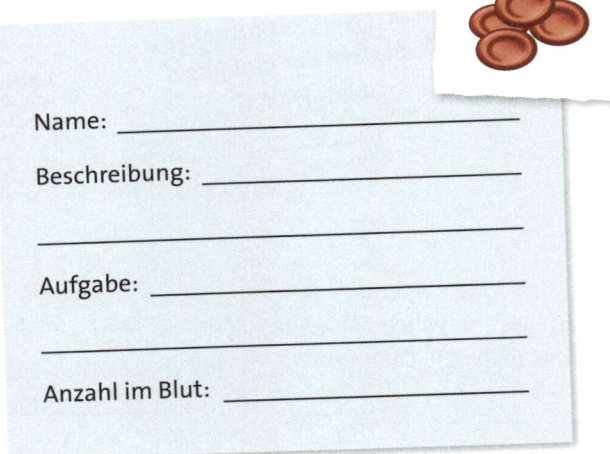

Name: _____
Beschreibung: _____
_____
Aufgabe: _____
_____
Anzahl im Blut: _____

Name: _____
Beschreibung: _____
_____
Aufgabe: _____
_____
Anzahl im Blut: _____

Name: _____
Beschreibung: _____
_____
Aufgabe: _____
_____
Anzahl im Blut: _____

**5.** Wie heißt der rote Blutfarbstoff?

_____

**6.** Einige Profisportler bereiten sich auf wichtige Wettkämpfe mit einem sogenannten Höhentraining vor. Hierzu trainieren Sie über einen längeren Zeitraum in größerer Höhe in den Bergen (2000 m Höhe). Hier ist der Sauerstoffgehalt der Luft geringer. Zurück in der Ebene ist ihre Ausdauerleistung deutlich besser geworden. Wie ist dies möglich? Bedenken Sie bei Ihrer Antwort, dass sich der Körper an den geringeren Sauerstoffgehalt in den Bergen anpassen muss.

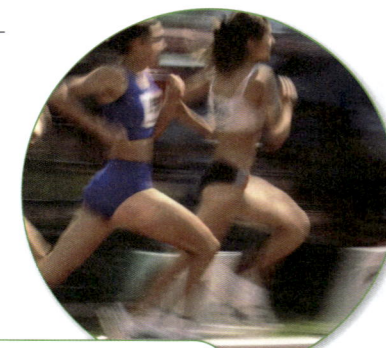

# AB 2: Wie das Blut das Leben schützt – Gerinnung und Immunsystem

**1.** Bringen Sie die Vorgänge bei der Gefäßabdichtung nach einer Verletzung in die richtige Reihenfolge. Bitte setzen Sie Ziffern von 1 bis 4 in die kleinen Kreise und beschreiben Sie die einzelnen Schritte.

1. _____

2. _____

3. _____

4. _____

**2.** Was bedeutet der Begriff Vasokonstriktion?
_____

**3.**

**a.** Welche Fachbegriffe aus dem Themengebiet Gerinnung sind hier durcheinander geraten? Tragen Sie die Begriffe in die Kästchen ein.

rmirtonhoPb → _____    izernibtnF → _____

ngirnoebFi → _____    nribiF → _____

bhnoiTrm → _____    nnerstinauogGkefrn → _____

**b.** Fügen Sie die Begriffe aus Aufgabe a) in diesen Text ein.

Die Blutgerinnung ist ein über mehrere Stufen ablaufender Vorgang. Die verklumpten Thrombozyten setzen _____ frei. Diese bewirken die Umwandlung von _____ in _____. Dies wiederum bewirkt die Umwandlung des im Blut gelösten _____ in unlösliches _____. Die entstehenden Fibrinfäden durchziehen den Thrombus und bilden ein _____.

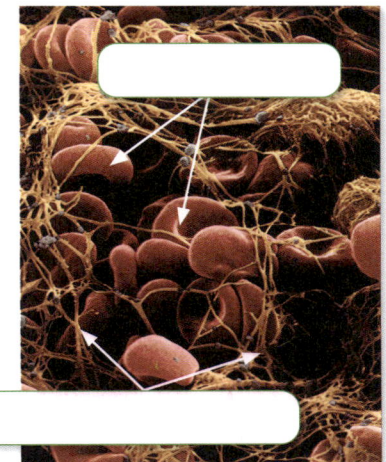

**c.** Was ist auf der nebenstehenden Abbildung zu erkennen? Beschriften Sie.

## AB 2: Wie das Blut das Leben schützt – Gerinnung und Immunsystem

**4.** Man unterscheidet Blutstillung und Blutgerinnung. Wie lange dauern die beiden Vorgänge in etwa?

Dauer der Blutstillung: _____

Dauer der Blutgerinnung: _____

**5.** Welche Schutzbarrieren vor dem Eindringen von Krankheitserregern besitzt ein Mensch?
Tragen Sie die jeweiligen Schutzbarrieren ein. Wovor schützen sie? Nennen Sie jeweils ein Beispiel.

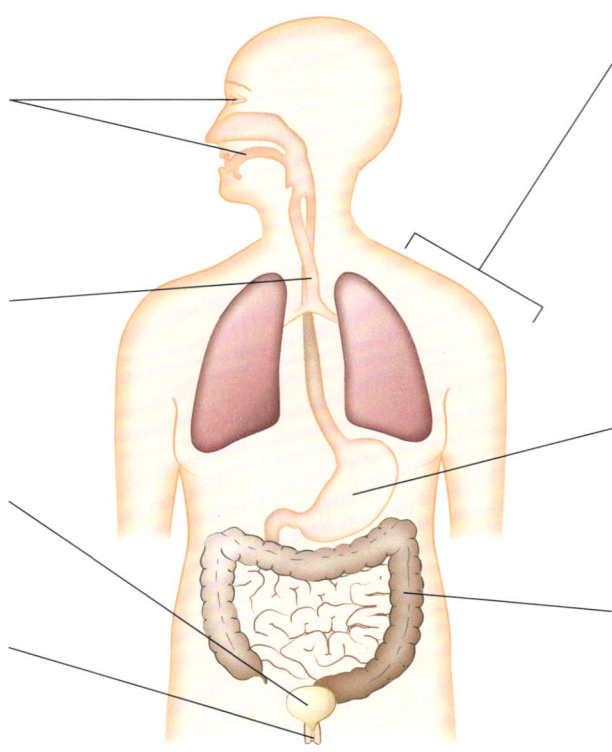

**6.** Welche der Aussagen passen zur spezifischen, welche zur unspezifischen Abwehr? Ordnen Sie zu, indem Sie die entsprechenden Kästchen mit Strichen verbinden. Markieren Sie die Kästchen zusätzlich in den vorgegebenen Farben.

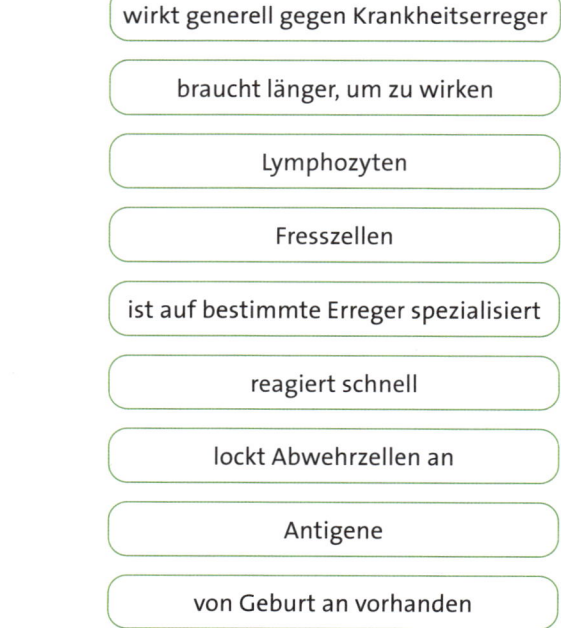

- wirkt generell gegen Krankheitserreger
- braucht länger, um zu wirken
- Lymphozyten
- Fresszellen
- ist auf bestimmte Erreger spezialisiert
- reagiert schnell
- lockt Abwehrzellen an
- Antigene
- von Geburt an vorhanden

spezifische Abwehr — unspezifische Abwehr

# AB 3: Am Puls des Lebens – Herz und Kreislauf

**AB 3**

**1.** Beschriften Sie die Abbildung zum Wandaufbau eines Blutgefäßes:
a) Wie heißt die Schicht? – b) Woraus besteht die Schicht?

a) _____
b) _____

a) _____
b) _____

a) _____
b) _____

a) _____
b) _____

**2.** Welche Aussagen sind richtig? Bitte kreuzen Sie entsprechend an.

○ Arterien führen vom Herzen weg.
○ In Venen ist der Druck größer als in den Arterien.
○ Arterien haben eine dickere Muskelschicht als Venen.
○ Den Puls kann man an einigen Arterien tasten.
○ In allen Venen fließt sauerstoffarmes Blut.
○ In allen Arterien fließt sauerstoffarmes Blut.
○ Venen können Klappen enthalten.
○ Arterielle Gefäßverletzungen bluten meist sehr stark.
○ Venolen sind die kleinsten Verzweigungen der Venen.

**3.**

**a.** Welche Abbildung zeigt die Arterienpumpe, welche die Muskelpumpe?

**b.** Beschreiben Sie mithilfe der Abbildungen das Prinzip der Arterienpumpe und das Prinzip der Muskelpumpe.

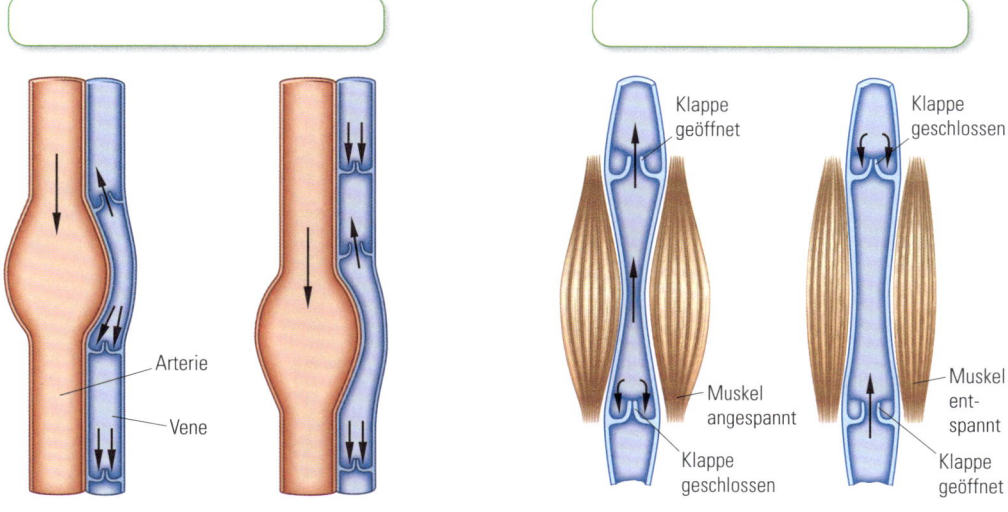

Lernfeld 7

## AB 3: Am Puls des Lebens – Herz und Kreislauf

**4.** Zeichnen Sie in die Abbildung möglichst genau die Lage des Herzens ein und benennen Sie Größe, Gewicht und Funktion des Herzens.

Größe: _____

Gewicht: _____

Funktion: _____

**5.** Man unterscheidet drei Muskelgewebe. Nennen Sie diese und ergänzen Sie die Tabelle.

| Muskelgewebe | Kraft und Ermüdbarkeit | Willentlich beeinflussbar? | Wo im Körper ist diese Muskulatur zu finden? |
|---|---|---|---|
| | | | |
| | | | |
| | | | |

**6.** Beschriften Sie die Abbildung des Herzens.

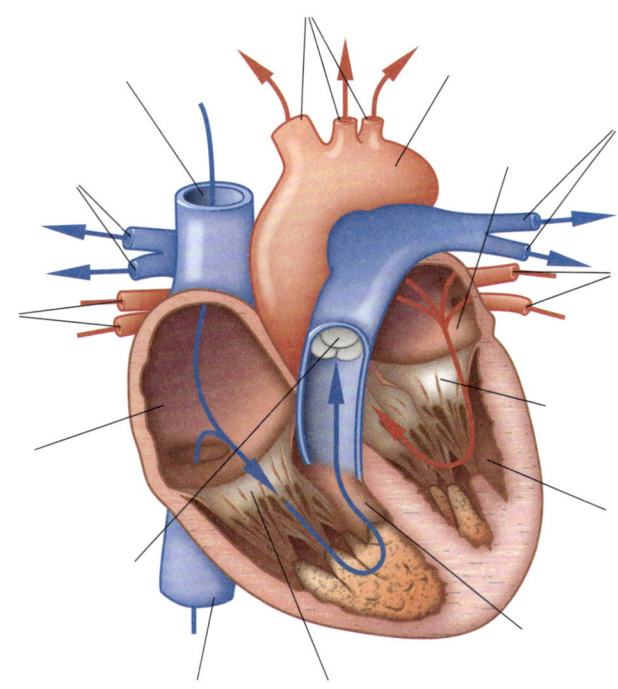

## AB 3: Am Puls des Lebens – Herz und Kreislauf

**7.** Wie funktioniert das Herz? Suchen Sie die Begriffe in der Wortschlange und ergänzen Sie bitte den Text. (Achtung, ein Begriff wird dreimal verwendet!)

**SEGELKLAPPENDIASTOLEKAMMERNAORTATASCHENKLAPPENSYSTOLEVORHÖFENLUNGENARTERIE**

Der Herzschlag verläuft in zwei Phasen. Während der ersten Phase, der _____, erschlaffen die _____ und die _____ öffnen sich. Das Blut strömt aus den _____ in die _____.

In der zweiten Phase, der _____, ziehen sich die _____ zusammen. Die _____ schließen sich und das Blut wird in die _____ und die _____ gepumpt. Am Ende der Systole schließen sich die _____.

**8.** Ordnen Sie die Abbildungen den beiden Herzphasen zu.

**9.** Beschreiben Sie den Weg eines roten Blutkörperchens durch den Kreislauf. Beginnen Sie im rechten Vorhof.

**10.** Was antworten Sie?

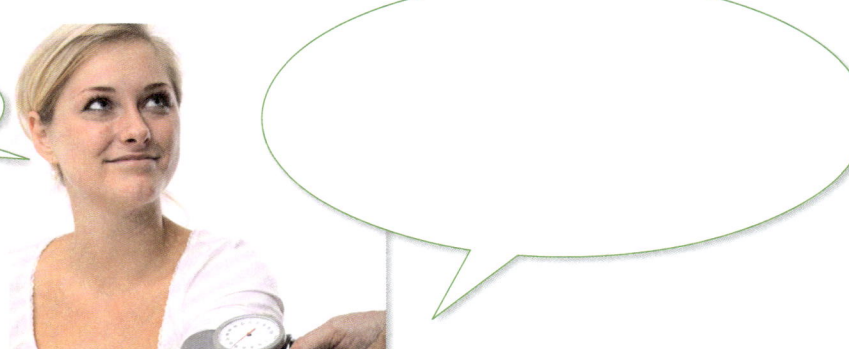

Stimmt es, dass wir zwei Blutkreisläufe haben?

## AB 3: Am Puls des Lebens – Herz und Kreislauf

**11.** Ergänzen Sie die beiden Schaubilder.

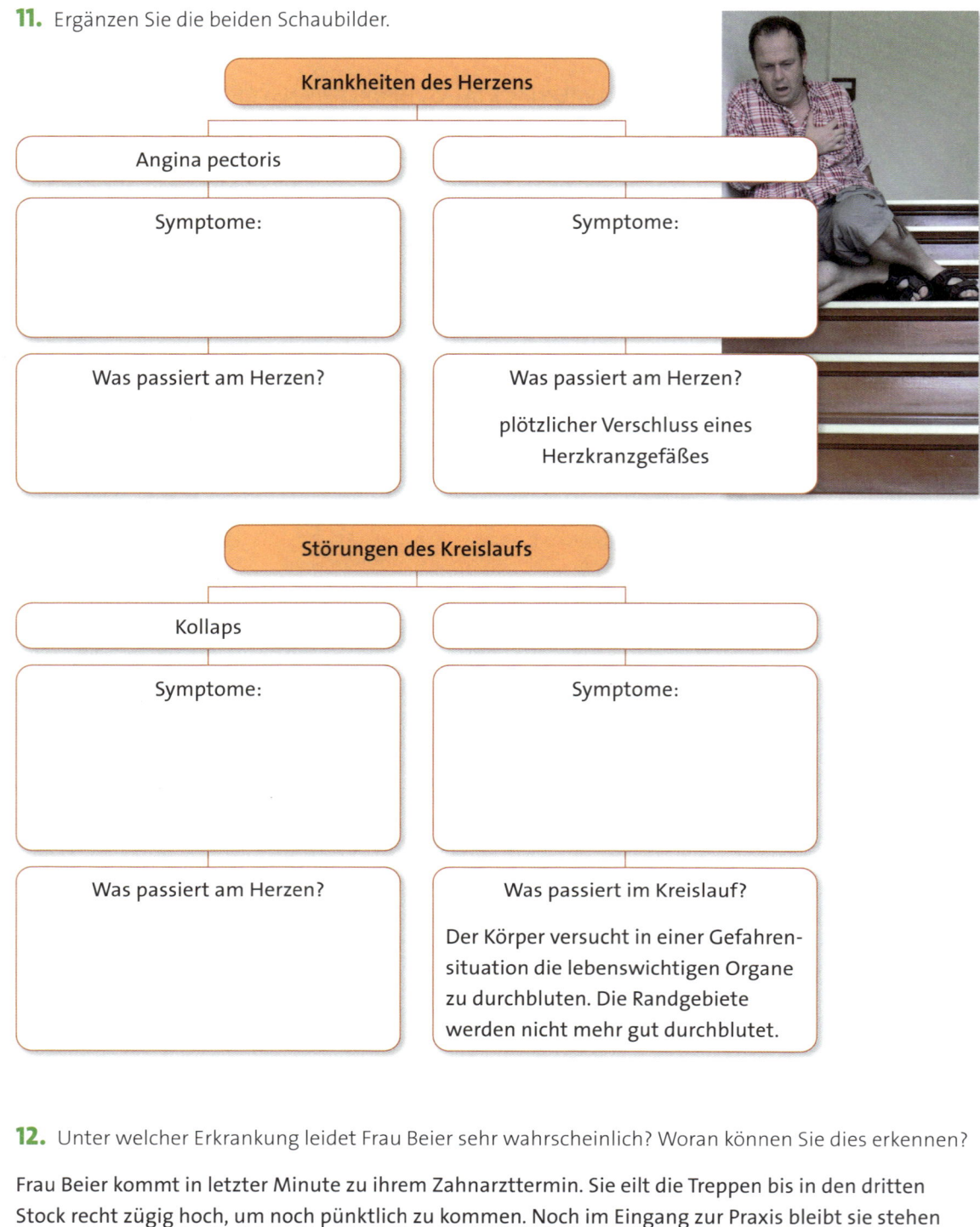

Krankheiten des Herzens
- Angina pectoris
  - Symptome:
  - Was passiert am Herzen?
- _____
  - Symptome:
  - Was passiert am Herzen? plötzlicher Verschluss eines Herzkranzgefäßes

Störungen des Kreislaufs
- Kollaps
  - Symptome:
  - Was passiert am Herzen?
- _____
  - Symptome:
  - Was passiert im Kreislauf? Der Körper versucht in einer Gefahrensituation die lebenswichtigen Organe zu durchbluten. Die Randgebiete werden nicht mehr gut durchblutet.

**12.** Unter welcher Erkrankung leidet Frau Beier sehr wahrscheinlich? Woran können Sie dies erkennen?

Frau Beier kommt in letzter Minute zu ihrem Zahnarzttermin. Sie eilt die Treppen bis in den dritten Stock recht zügig hoch, um noch pünktlich zu kommen. Noch im Eingang zur Praxis bleibt sie stehen und fasst sich an die Brust, sie ringt nach Luft. Zum Glück geht es ihr nach einer kurzen Pause wieder besser. Sie betont, dass alles in Ordnung sei, das habe sie öfter.

_____
_____
_____

## AB 4: Die Luft zum Leben – das Atmungssystem

**1.** Im folgenden Text sind bei einigen Wörtern die Buchstaben durcheinander geraten. Schreiben Sie die Wörter richtig in die Lücken.

Der Mensch gewinnt seine (irnEgee) _____ überwiegend durch die (enbneVurngr) _____ von Nährstoffen. Hierzu wird (sfeaoSrfut) _____ benötigt.

Bei der Verbrennung entsteht (lxoidnhoKide) _____.

Das (usegtsysAmtmn) _____ sorgt zusammen mit dem Kreislaufsystem für die Aufnahme von Sauerstoff aus der (utfL) _____ und die Versorgung der (lneelZ) _____.

Gleichzeitig entsorgt es das Kohlendioxid und gibt es an die Luft ab.

**2.** Beschriften Sie die Abbildung der Atmungsorgane.

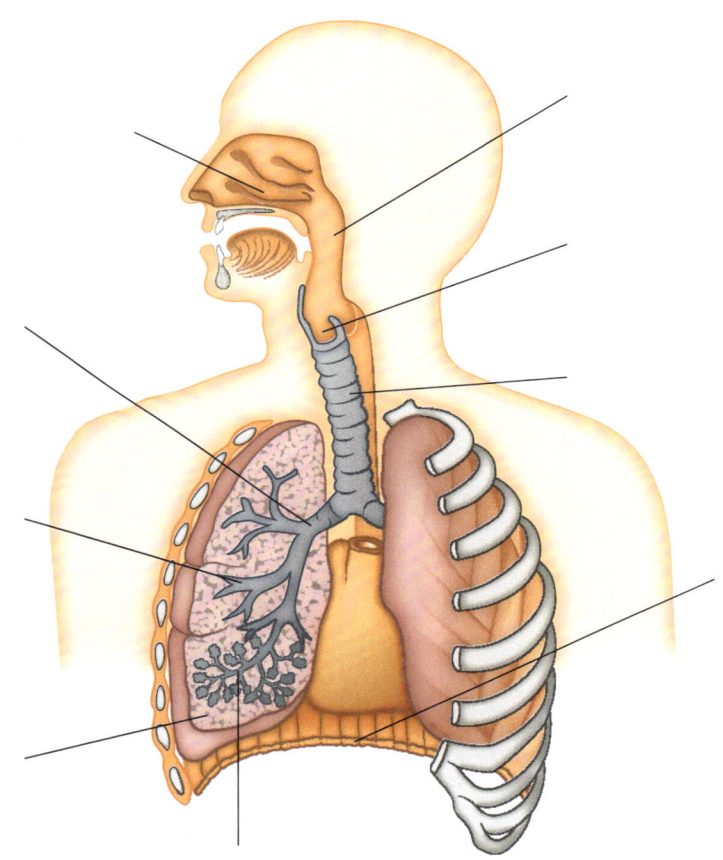

**3.** Welche drei Funktionen hat die Nase?

1. _____
2. _____
3. _____

## AB 4: Die Luft zum Leben – das Atmungssystem

**4.** Welche Nasennebenhöhlen sind hier abgebildet? Markieren Sie jede Höhle in der Farbe des jeweiligen Kästchens.

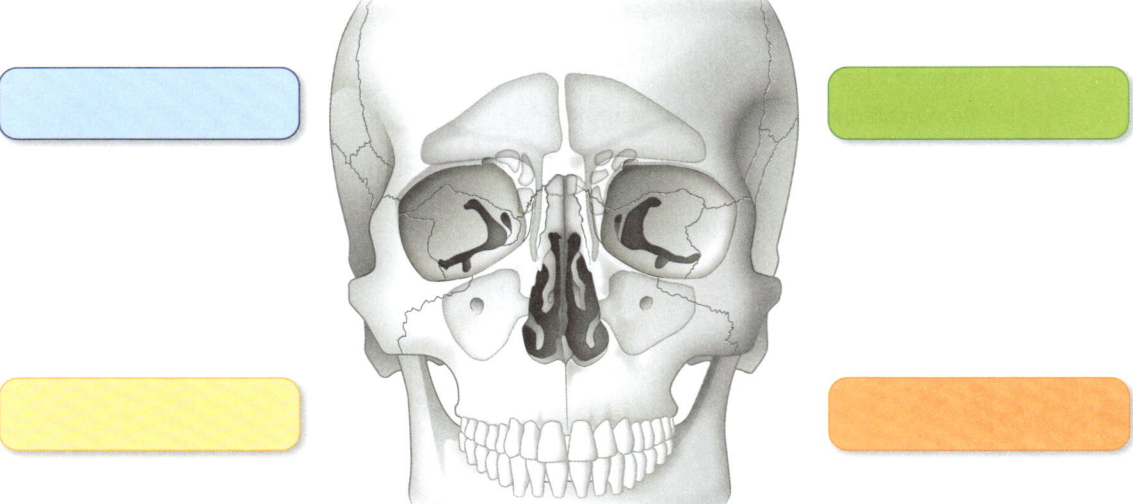

**5.** Warum klopft ein Arzt bei einer Untersuchung die Stirn ab?

_____

**6.** Ordnen Sie den Organen die entsprechenden Aufgaben zu, indem Sie beides mit Strichen verbinden.

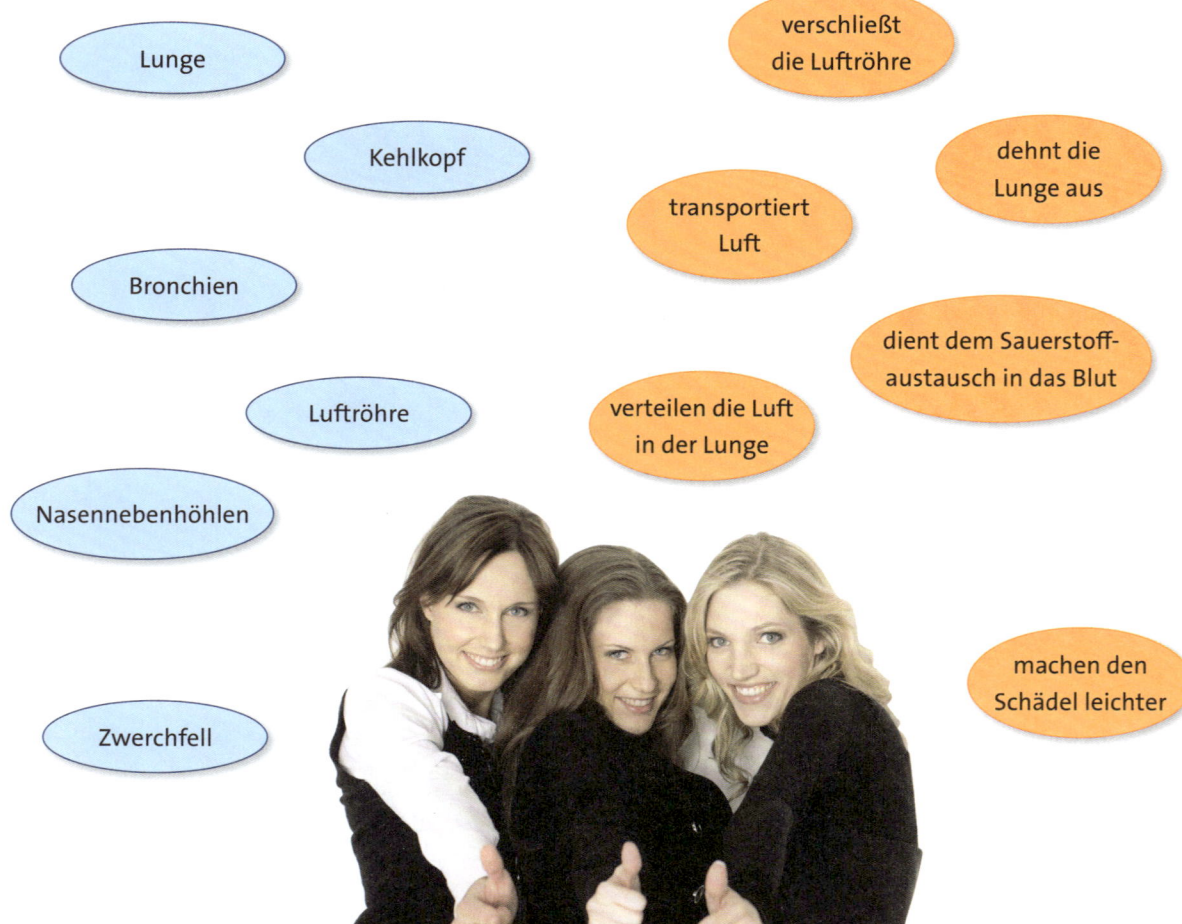

Lernfeld 7

handwerk-technik.de

**AB 4: Die Luft zum Leben – das Atmungssystem**

**7.** Welche Aussagen zum Aufbau der Atmungsorgane sind richtig?

○ In der Luftröhre kreuzen sich Atemwege und Nahrungsweg.
○ Der Kehlkopf besteht überwiegend aus Knorpel.
○ Die Luftröhre verläuft in der Brust hinter der Speiseröhre.
○ Die Luftröhre ist eine starre Röhre und deshalb ständig offen.
○ Bronchiolen sind kleinste Verzweigungen der Bronchien.
○ Die Alveolen befinden sich in der Lunge.
○ Um die Lungenbläschen verlaufen Muskeln.
○ Um die Lungenbläschen verlaufen kleinste Blutgefäße (Kapillaren).
○ Mit einem Zwerchfell wird der Bauchraum gewärmt.
○ Das Zwerchfell ist eine Muskelplatte.

**8.** Beschriften Sie die linke Abbildung. Versehen Sie beide Abbildungen mit einer passenden Beschreibung: Wo wird der Speiseweg dargestellt und wo der Atemweg? Was passiert jeweils mit dem Kehldeckel?

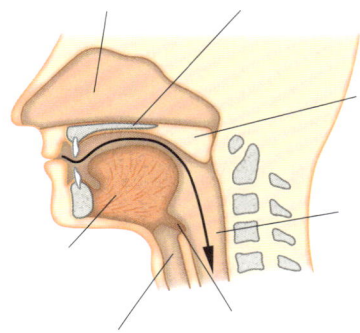 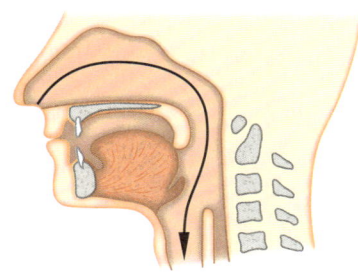

_____    _____

_____    _____

**9.** Beschriften Sie die Abbildung eines Bronchialbaumes.

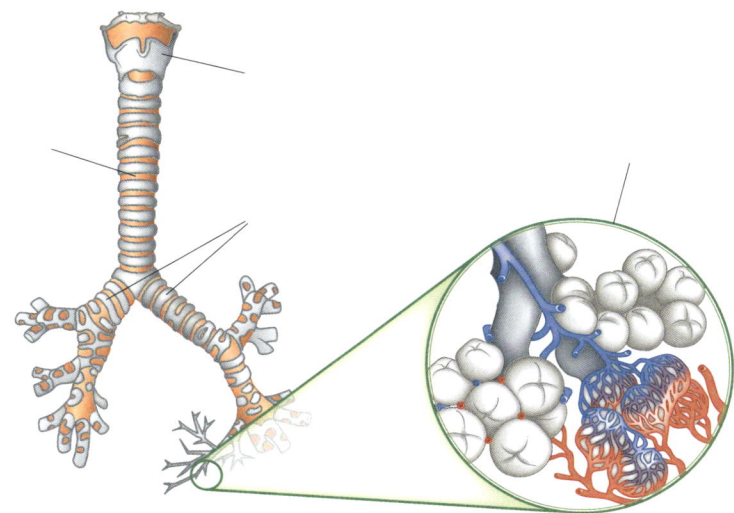

### AB 4: Die Luft zum Leben – das Atmungssystem

**10.** Was ist hier dargestellt? Beschriften Sie die Abbildungen mit den Fachbegriffen und beschreiben Sie jeweils die Vorgänge.

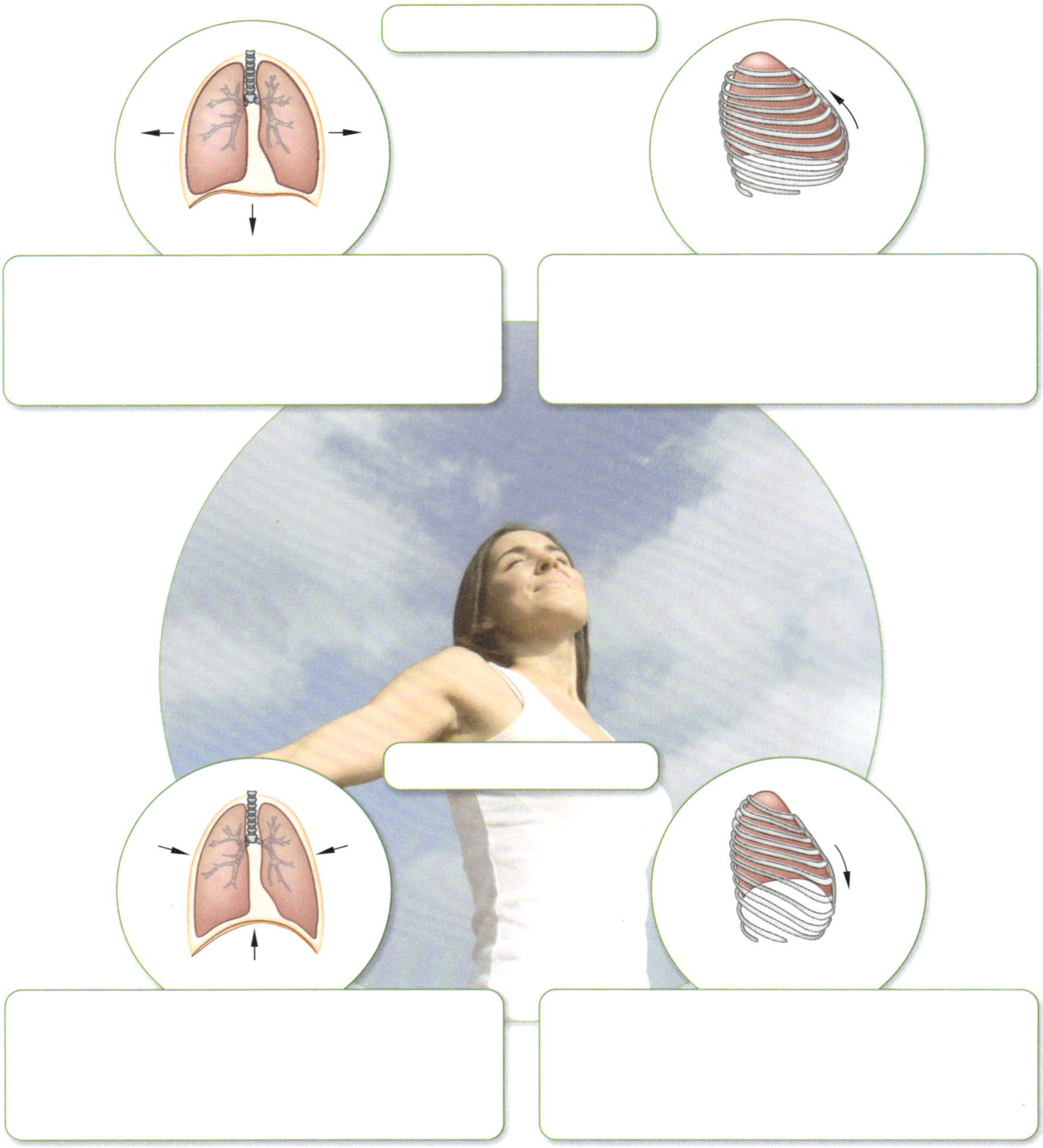

**11.** Welche Aussagen zur „Zellatmung" sind richtig? Streichen Sie die falschen Aussagen durch.

In der Zelle findet ein Luftaustausch statt.

Um Sauerstoff aufzunehmen, dehnt sich die Zelle aus.

Für die Zellatmung muss Blut um die Zelle fließen.

Bei der Zellatmung handelt es sich um einen Gasaustausch zwischen Zelle und Blut.

Die Zelle benötigt den Sauerstoff zur Energiegewinnung.

Aus der Zelle werden Nährstoffe in das Blut abgegeben.

Das Prinzip der Diffusion sorgt dafür, dass sich Sauerstoffmoleküle aus dem Blut in die Zelle bewegen.

## AB 5: Auf Warnsignale achten und bei Notfällen richtig reagieren

**AB 5**

**1.** In der folgenden Geschichte läuft nicht alles gut. Unterstreichen Sie die acht enthaltenen Auffälligkeiten und nummerieren Sie diese von 1 bis 8. Schreiben Sie anschließend für jeden Punkt, wie es optimal ablaufen sollte.

Frau Jakob kommt aufgeregt in die Praxis, sie hat Zahnschmerzen. Ihr letzter Praxisbesuch ist schon lange her, aber die Karteikarte ist dank guter Ordnung schnell zur Hand und der alte Anamnesebogen ist auch da. Frau Jakob hat ganz kalte Hände. Die Auszubildende Maria denkt noch, dass Frau Jakob mal ins Sonnenstudio gehen sollte, so blass wie sie ist.

Heute ist wieder ein schrecklicher Montag. Dr. Giebel hat drei Patienten zwischen die angemeldeten geschoben und nun ist alles hektisch. Schnell soll Frau Jakob ins Zimmer 2 gesetzt werden. Dr. Giebel begrüßt Sie im Vorbeigehen, weil er dringend ans Telefon gerufen wird. Auch Maria muss noch einmal an die Anmeldung. Kaum ist Frau Jakob allein im Zimmer wird ihr ganz schwarz vor Augen, sie will aufstehen.

Einen kurzen Augenblick später kommt Maria wieder ins Behandlungszimmer und sieht Frau Jakob auf dem Boden liegen, sie blutet am Kopf. Maria ist derart erschrocken, dass sie laut um Hilfe schreiend durch die Praxis rennt und Dr. Giebel sucht. Der ist inzwischen im Zimmer 2 und bittet die ZFA Claudia um Notfallmaterialien, die sie schnell aus verschiedenen Zimmern zusammensucht.

Als Frau Jakob mit einer kleinen Platzwunde, aber sonst gut versorgt und ohne Zahnschmerzen nach Hause geht, stellen alle fest, dass es wirklich ein schrecklicher Montag ist und gehen zur Tagesordnung über.

**2.**

**a.** Für die richtige Einschätzung eines Notfalles ist die Überprüfung der Vitalfunktionen notwendig. Nennen Sie die drei Vitalfunktionen.

1. 
2. 
3.

## AB 5: Auf Warnsignale achten und bei Notfällen richtig reagieren

**b.** Welche lebensbedrohende Folge kann jeweils aus der gestörten Vitalfunktion entstehen? Ordnen Sie die Ziffern aus Aufgabe 2a zu.

○ Wichtige Organe werden nicht ausreichend durchblutet.

○ Es wird nicht genügend Sauerstoff aufgenommen.

○ Der Schluckreflex fehlt und es kann zum Ersticken kommen.

**c.** Welche Reihenfolge bei der Vitalzeichenkontrolle ist richtig?

○ Kreislauf – Atmung – Bewusstsein
○ Kreislauf – Bewusstsein – Atmung
○ Atmung – Bewusstsein – Kreislauf
○ Atmung – Kreislauf – Bewusstsein
○ Bewusstsein – Atmung – Kreislauf
○ Bewusstsein – Kreislauf – Atmung

**3.** Streichen Sie die falschen / nicht notwendigen Maßnahmen zur Überprüfung der Atmung. Bringen Sie die einzelnen Schritte anschließend in die richtige Reihenfolge.

○ Brustkorbbewegung sehen, Atemgeräusche hören und Luftstrom bei der Ausatmung spüren.
○ Tupfer oder andere Instrumente aus dem Mund entfernen.
○ Nase zuhalten und Mund öffnen.
○ Kinn nach oben ziehen.
○ Eigenen Kopf über die Brust des Patienten bringen.
○ Hand auf die Halsschlagader legen.
○ Kopf überstrecken.
○ Eigenes Ohr über die Nase des Patienten halten und in Richtung Brustkorb schauen.

**4.** Wofür stehen die 5 W's beim Notruf?

W _____

W _____

W _____

W _____

W _____

## AB 6: Wenn doch etwas passiert – richtig handeln

**AB 6**

**1.** In welcher Reihenfolge erfolgt die stabile Seitenlage? Nummerieren und beschreiben Sie die Schritte.

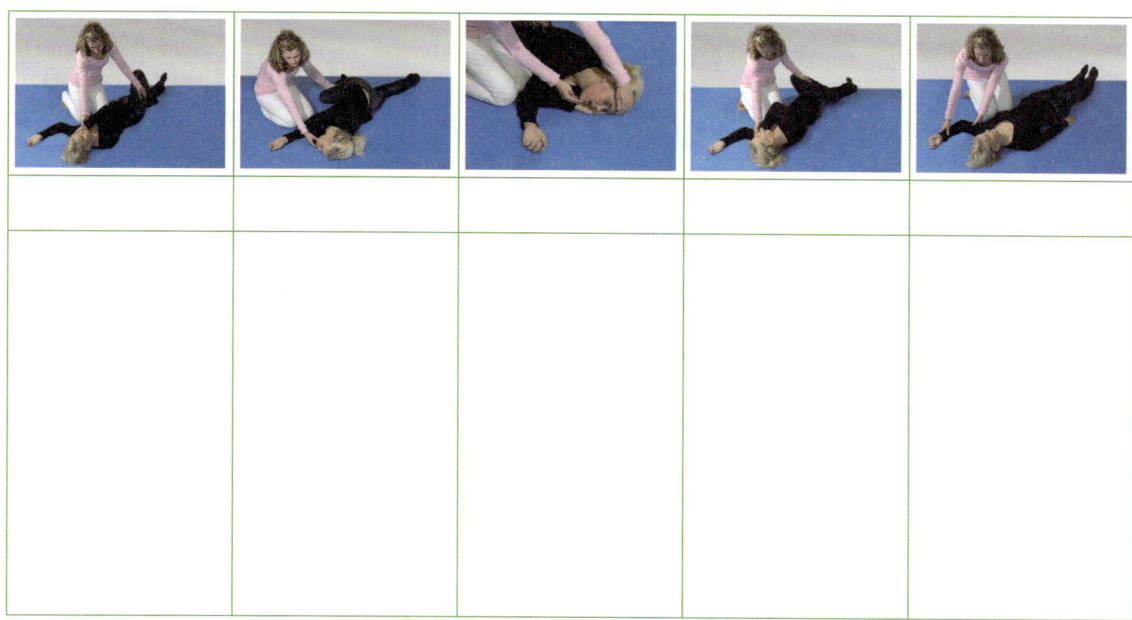

**2.** Bei Kreislaufproblemen kann eine andere Lagerung notwendig werden. Welche das ist erfahren Sie, indem Sie die gesuchten Begriffe eintragen.

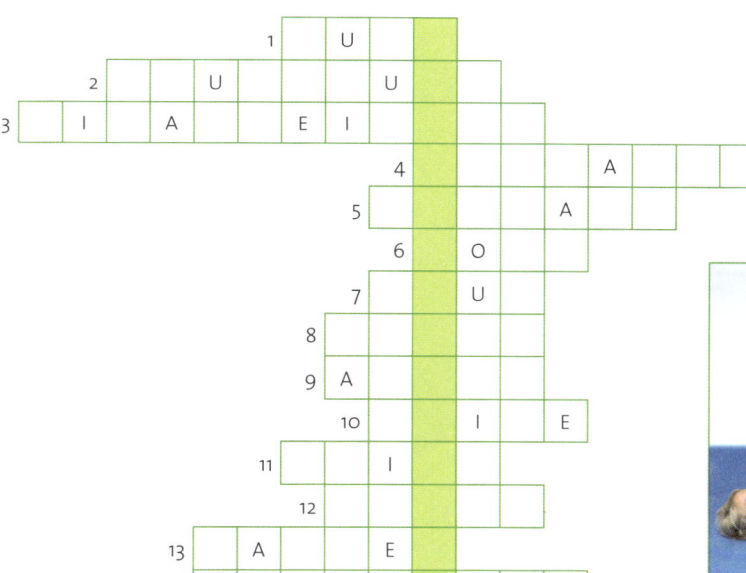

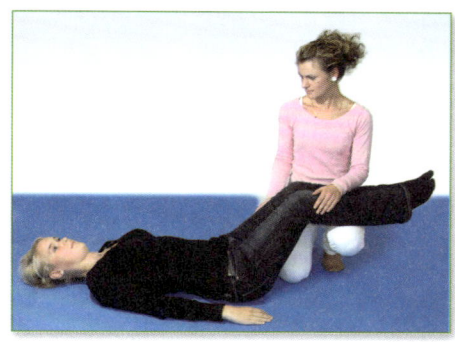

1 Er ist kaum zu tasten und sehr schnell.
2 Er wird mit einem Gerät am Oberarm gemessen.
3 Sie werden als Zeichen des Lebens im Notfall überprüft.
4 Kurzzeitige Bewusstlosigkeit
5 Es wird einem ganz ... vor Augen.
6 Er ist auf der Gegenseite der Füße am Körper.
7 Dieses fließt nicht genügend durch den Kopf.
8 Die Gesichtsfarbe ist nicht rosig, sondern ...
9 Viele Patienten haben ... vor dem Zahnarztbesuch.
10 Die ... werden hochgelagert, damit der Kopf besser durchblutet wird.
11 Bereich des Kopfes über den Augen, oft in Falten.
12 Nicht selten kommt es bei Kreislaufproblemen zu einem ... mit Verletzungen.
13 Er wird auf die Stirn gelegt und sollte nass und kalt sein.
14 Viel Hektik und ... sollte vermieden werden.

handwerk-technik.de

## AB 6: Wenn doch etwas passiert – richtig handeln

**3.** Welche Aussagen zur Herz-Lungen-Wiederbelebung (HLW) sind richtig? Streichen Sie die vier falschen Aussagen durch und schreiben Sie die richtigen Aussagen in das freie Feld.

- 1. Die Herz-Lungen-Wiederbelebung wird immer bei Bewusstlosen durchgeführt.
- 2. Vor Beginn der HLW muss der Notruf abgesetzt werden.
- 3. Man beginnt mit der Herzdruckmassage.
- 4. Es werden erst 2 Druckmassagen und dann 30 Beatmungen durchgeführt.
- 5. Es sollen 100 Druckmassagen pro Minute durchgeführt werden.
- 6. Es wird etwas links von der Mitte auf dem Brustkorb ca. 4 bis 5 cm tief gedrückt.
- 7. Die HLW wird spätestens nach 10 Minuten beendet, weil dann ein Erfolg nicht mehr gegeben ist.
- 8. Die HLW kann sowohl von einer Person als auch von zwei Helfern durchgeführt werden.
- 9. Der Patient muss auf dem Rücken auf einer harten Unterlage liegen.
- 10. Mit durchgestreckten Armen wird der Brustkorb gedrückt.
- 11. Eine Beatmung ist auch mit einer Beatmungsmaske und einem Beatmungsbeutel möglich.

**4.** Beim Auffinden einer hilflosen Person sollten Sie immer nach demselben Schema vorgehen. Ergänzen Sie die freien Felder.

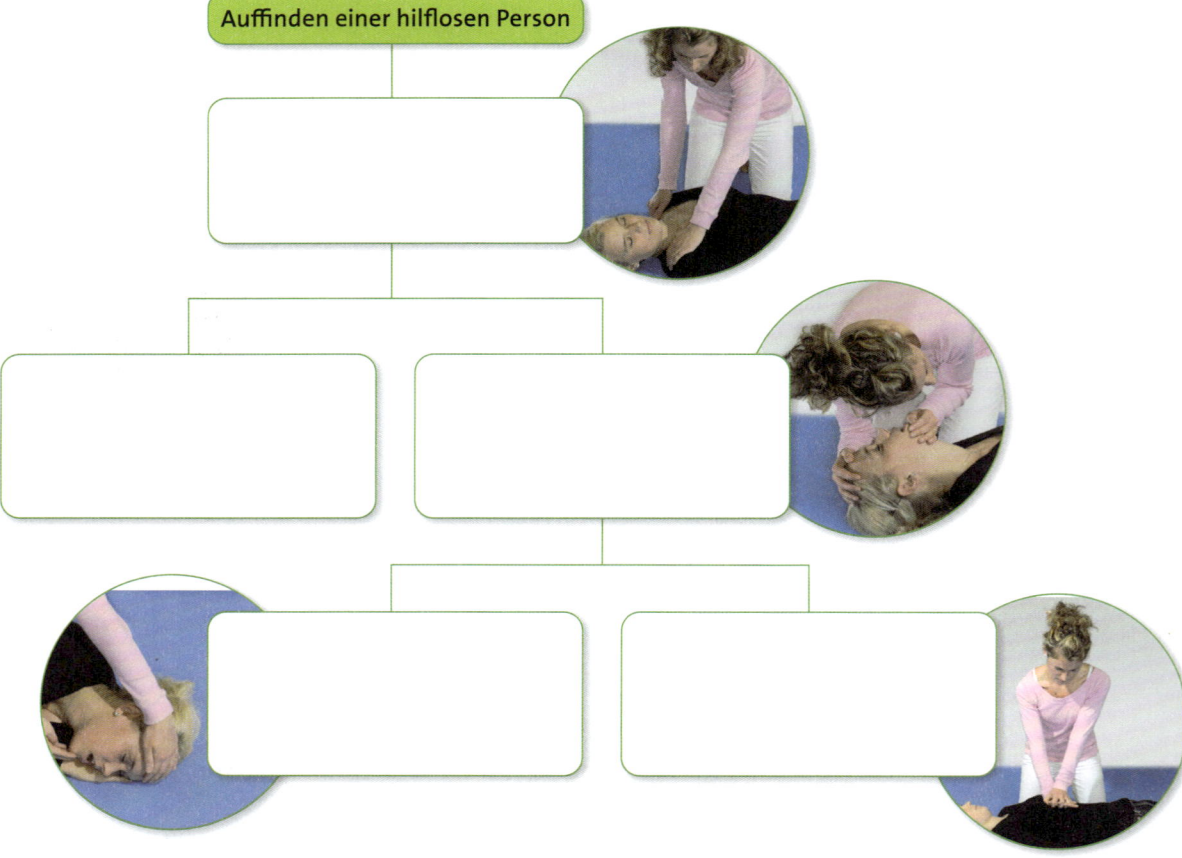

## AB 6: Wenn doch etwas passiert – richtig handeln

**5.**

**a.** Wie heißen die folgenden drei atembedingten Notfälle?

- **A** — Der Patient hat einen Fremdkörper eingeatmet: _____
- **H** — Der Patient hat eine sehr schnelle Atmung und verspürt dann ein Kribbeln in den Fingern: _____
- **AB** — Der Patient hat einen plötzlichen Anfall von Atemnot mit einem pfeifenden Atemgeräusch beim Ausatmen: _____

**b.** Ordnen Sie den drei genannten atembedingten Notfällen die passenden Maßnahmen zu, indem Sie die Buchstaben aus den obigen Kreisen einsetzen.

- ◯ Für Frischluft und Ruhe sorgen.
- ◯ In eine Plastiktüte atmen lassen.
- ◯ Zum langsamen Ein- und Ausatmen auffordern.
- ◯ Heimlich-Griff anwenden.
- ◯ Oberkörper aufrichten.
- ◯ Patienten ggf. beim Einnehmen von Medikament helfen.
- ◯ Bis zu 5-mal kräftig mit der flachen Hand zwischen die Schulterblätter schlagen.

**6.** Diese Schockarten haben unterschiedliche Ursachen. Welche sind das?

- Volumenmangelschock ← _____
- anaphylaktischer Schock ← _____
- kardiogener Schock ← _____

Lernfeld 7

## AB 6: Wenn doch etwas passiert – richtig handeln

**7.** Wie reagieren Sie beim Herzinfarkt eines Patienten?

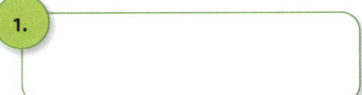   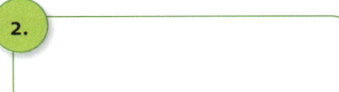   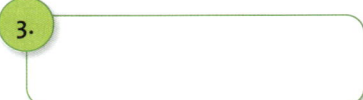

**8.** Welche der folgenden Maßnahmen führen Sie nicht bei einem Krampfanfall durch? Streichen Sie diese Maßnahmen durch.

Sofort den Notarzt rufen.
Patienten möglichst auf den Boden legen.
Patienten festhalten.
Alle Gegenstände aus der Reichweite des Patienten entfernen.
Einen Beißkeil oder ein Portemonnaie zwischen die Zähne drücken.
Den Kopf möglichst abpolstern.
Patienten durch Schütteln wach halten.
Wenn möglich die Dauer des Anfalls festhalten.
Nach dem Anfall den Patienten ruhen lassen.
Patienten auskrampfen lassen.
Nach dem Anfall die Vitalzeichen kontrollieren.

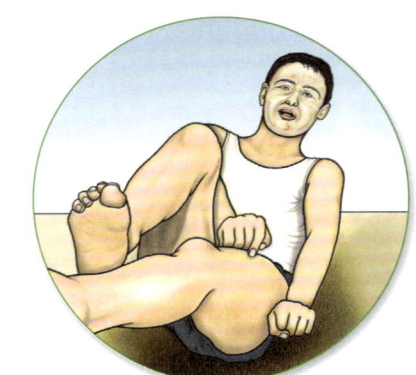

**9.** Hier wird eine Stoffwechselstörung beschrieben.

a. Die Erklärungen sind durcheinander geschüttelt, ordnen Sie bitte die Wörter zu sinnvollen Sätzen.

> Behandlung  können  der  unterzuckern  Diabetiker  während

> zunehmend  Sie  kaltschweißig  dann  werden  zitterig  wirken  und  abwesender

> Ist  wird  ihm  der  Patient  gegeben  Zucker  ansprechbar

b. Um welche Stoffwechselentgleisung handelt es sich? _____

**10.** Welche Symptome können bei einem Schlaganfall auftreten? Streichen Sie alle nicht passenden Symptome.

- Bauchkrämpfe
- Juckreiz
- Armlähmung
- Enge in der Brust
- halbseitige Symptome
- verwaschene Sprache
- Sehstörung

## AB 7: Fachworttrainer

**AB 7**

**1.**

**a.** Im Rätselfeld sind 13 Begriffe zum Thema Atmung versteckt. Suchen Sie diese heraus.

| F | Y | B | B | U | J | M | D | D | L | E | B | S | N | O | F | M | T | R | T | K | X | T | C | Q |
|---|---|---|---|---|---|---|---|---|---|---|---|---|---|---|---|---|---|---|---|---|---|---|---|---|
| S | A | L | K | H | Z | U | S | K | U | T | H | J | L | Y | D | Q | J | A | C | E | C | L | Y | O |
| M | Z | F | J | K | H | N | D | N | F | Z | O | X | R | L | S | B | T | C | S | M | E | F | I | U |
| B | N | T | U | I | Z | U | R | X | T | W | K | D | Y | U | S | K | A | H | E | E | G | K | C | H |
| Q | W | M | E | L | X | J | I | U | R | F | L | G | W | P | J | K | W | E | P | Y | A | I | W | G |
| G | E | J | A | U | T | V | H | S | O | K | V | T | L | C | K | I | S | N | I | U | S | P | Y | G |
| Y | C | Z | Q | F | P | X | O | G | E | W | B | L | T | G | J | K | N | H | P | F | A | X | C | Q |
| X | G | Y | W | T | L | M | U | V | H | J | F | I | K | D | Q | C | F | S | N | D | U | Z | M | A |
| L | H | T | X | T | V | E | C | A | R | D | J | E | Z | W | P | S | D | G | A | T | S | U | U | I |
| L | O | U | O | R | F | F | J | O | E | I | N | L | O | B | O | F | Z | C | N | Q | T | V | K | U |
| Z | G | E | S | A | A | I | S | C | B | R | O | N | C | H | I | E | N | W | A | O | A | K | O | I |
| H | A | I | J | N | K | V | K | S | R | K | Y | Q | N | F | P | T | L | Y | S | G | U | R | X | H |
| J | T | H | Z | S | T | A | M | M | B | R | O | N | C | H | I | E | N | C | E | V | S | P | G | N |
| U | E | C | O | P | K | B | L | S | M | K | Y | Z | Z | P | N | P | C | M | N | L | C | A | D | K |
| O | M | U | B | O | K | B | I | P | N | P | I | W | X | U | O | L | T | U | N | B | H | G | T | Y |
| I | M | U | B | R | O | N | C | H | I | O | L | E | N | A | U | M | F | K | E | T | X | Y | Q | A |
| R | U | A | Y | T | B | H | P | V | B | B | O | R | I | K | N | T | L | O | B | L | B | K | O | T |
| P | S | U | K | D | U | S | K | T | E | U | S | C | B | G | Y | V | F | X | E | Q | G | Y | G | G |
| S | K | U | T | K | I | V | E | X | F | J | D | H | O | J | F | P | Q | G | N | G | B | Q | V | Q |
| L | U | M | Z | X | U | J | H | O | R | A | D | F | Q | X | I | D | L | D | H | J | K | T | L | S |
| N | L | H | C | Y | Z | A | L | V | E | O | L | E | N | H | Q | H | W | T | O | U | E | H | B | M |
| L | A | A | I | D | I | T | K | Z | V | O | G | L | P | E | D | N | A | S | E | T | S | R | T | G |
| O | T | O | H | K | J | Z | O | P | M | A | Z | L | J | D | R | D | F | O | H | C | Q | S | L | K |
| I | U | F | B | X | B | L | P | T | V | F | H | M | W | V | K | M | J | G | L | U | O | N | Q | C |
| S | R | B | H | Y | I | Q | F | J | I | F | J | F | L | Q | G | R | P | V | E | C | B | D | G | K |

**b.** Bringen Sie die gefundenen Begriffe in eine sinnvolle Reihenfolge und Anordnung.

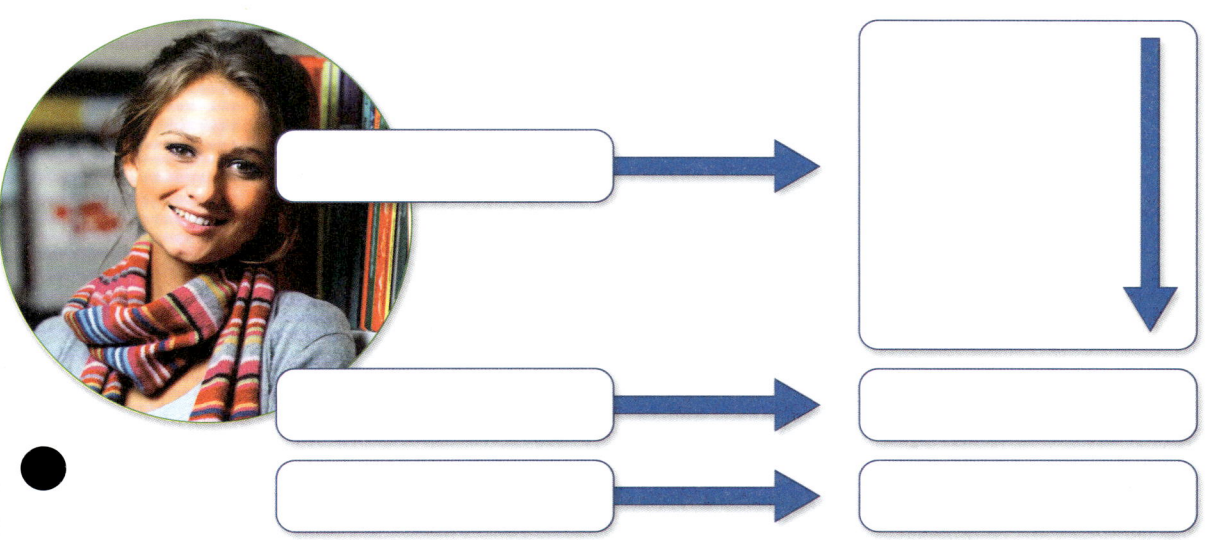

**Lernfeld 7**

### AB 7: Fachworttrainer

**2.** Welche Fachbegriffe werden hier gesucht?
Jeder Buchstabe ist eine Zahl, gleicher Buchstabe = gleiche Zahl.

**1.**

| E | R | Y | T | H | R | O | Z | Y | T | E | N |
|---|---|---|---|---|---|---|---|---|---|---|---|
| 13 | 26 | 7 | 2 | 16 | 26 | 23 | 8 | 7 | 2 | 13 | 22 |

rote Blutkörperchen

**2.**

| G | R | A | N | U | L | O | Z | Y | T | E | N |
|---|---|---|---|---|---|---|---|---|---|---|---|
| 15 | 26 | 9 | 22 | 3 | 20 | 23 | 8 | 7 | 2 | 13 | 22 |

weiße Blutkörperchen

**3.**

| B | L | U | T | P | L | A | S | M | A |
|---|---|---|---|---|---|---|---|---|---|
| 10 | 20 | 3 | 2 | 24 | 20 | 9 | 1 | 21 | 9 |

Blutflüssigkeit

**4.**

| V | A | S | O | K | O | N | S | T | R | I | K | T | I | O | N |
|---|---|---|---|---|---|---|---|---|---|---|---|---|---|---|---|
| 4 | 9 | 1 | 23 | 19 | 23 | 22 | 1 | 2 | 26 | 17 | 19 | 2 | 17 | 23 | 22 |

Gefäßverengung (Zusammenziehen eines Blutgefäßes)

**5.**

| T | H | R | O | M | B | U | S |
|---|---|---|---|---|---|---|---|
| 2 | 16 | 26 | 23 | 21 | 10 | 3 | 1 |

Blutpfropf

**6.**

| T | H | R | O | M | B | I | N |
|---|---|---|---|---|---|---|---|
| 2 | 16 | 26 | 23 | 21 | 10 | 17 | 22 |

ein Gerinnungsfaktor

**7.**

| A | N | T | I | G | E | N |
|---|---|---|---|---|---|---|
| 9 | 22 | 2 | 17 | 15 | 13 | 22 |

Bezeichnung für Krankheitserreger im Rahmen des Immunsystems

**8.**

| A | R | T | E | R | I | E |
|---|---|---|---|---|---|---|
| 9 | 26 | 2 | 13 | 26 | 17 | 13 |

vom Herzen wegführendes Blutgefäß

**9.**

| V | E | N | E |
|---|---|---|---|
| 4 | 13 | 22 | 13 |

zum Herzen hinführendes Blutgefäß

**10.**

| A | O | R | T | A |
|---|---|---|---|---|
| 9 | 23 | 26 | 2 | 9 |

Körperschlagader

**11.**

| K | O | R | O | N | A | R | A | R | T | E | R | I | E |
|---|---|---|---|---|---|---|---|---|---|---|---|---|---|
| 19 | 23 | 26 | 23 | 22 | 9 | 26 | 9 | 26 | 2 | 13 | 26 | 17 | 13 |

sie versorgen das Herz mit sauerstoffreichem Blut

**12.**

| D | I | A | S | T | O | L | E |
|---|---|---|---|---|---|---|---|
| 12 | 17 | 9 | 1 | 2 | 23 | 20 | 13 |

Erschlaffungsphase des Herzens während des Herzschlages

**13.**

| A | N | G | I | N | A |   | P | E | K | T | O | R | I | S |
|---|---|---|---|---|---|---|---|---|---|---|---|---|---|---|
| 9 | 22 | 15 | 17 | 22 | 9 |   | 24 | 13 | 19 | 2 | 23 | 26 | 17 | 1 |

Brustenge

**14.**

| A | S | P | I | R | A | T | I | O | N |
|---|---|---|---|---|---|---|---|---|---|
| 9 | 1 | 24 | 17 | 26 | 9 | 2 | 17 | 23 | 22 |

Einatmen von Fremdkörpern

**15.**

| E | P | I | L | E | P | S | I | E |
|---|---|---|---|---|---|---|---|---|
| 13 | 24 | 17 | 20 | 13 | 24 | 1 | 17 | 13 |

Krampfanfallsleiden

**16.**

| H | Y | P | E | R | V | E | N | T | I | L | A | T | I | O | N |
|---|---|---|---|---|---|---|---|---|---|---|---|---|---|---|---|
| 16 | 7 | 24 | 13 | 26 | 4 | 13 | 22 | 2 | 17 | 20 | 9 | 2 | 17 | 23 | 22 |

übermäßige Steigerung der Atmung

## AB 1: Parodontale Erkrankungen und ihre Hauptursachen

**1.** Welche Erläuterung passt zu welcher Erkrankung? Verbinden Sie die zusammengehörenden Kästchen und markieren Sie diese jeweils in der gleichen Farbe.

|  |  |
|---|---|
| Parodontitis | Hier entwickelt sich die Entzündung des Zahnhalteapparates von apikal. |
| Andere das Parodont betreffende Zustände | Hiervon können Menschen mit schweren Allgemeinerkrankungen wie Leukämie oder Immunschwäche betroffen sein. |
| Nekrotisierende Parodontitis | Dies ist die häufigste Form der Biofilm-induzierten Entzündung des gesamten Zahnhalteapparates. |
| Parodontitis in Folge einer endodontischen Läsion | Es handelt sich um eine spezifische Form der Parodontitis, bei der sich Geschwüre bilden und Gewebe abstirbt. |
| Parodontale Gesundheit | Hierunter werden mehrere Befunde zusammengefasst, die zu einer Erkrankung des Zahnhalteapparates führen wie z. B. Rezessionen der Gingiva oder Veränderung des Zahnhalteapparates wegen chronischer Fehlbelastung, z. B. wenn man nachts knirscht. Weiterhin zählen dazu Zahnfehlstellungen, Abszesse und endo-parodontale Läsionen. |
| Parodontitis bei systemischen Erkrankungen | Hierzu gehören die Biofilm-induzierte Gingivitis, Epuliden und Herpesinfektionen. |
| Gingivale Erkrankungen | Hierbei kann der Eiter aus den Parodontaltaschen nicht abfließen und bildet eine schmerzhafte Eiteransammlung. |
| Abszesse des Parodonts | Die Sondierungstiefe ist maximal 3 mm und das Zahnfleisch blutet bei Sondierung nicht oder kaum (maximal 10 % der Sondierungsstellen). |

**2.** Welche Befunde liegen hier vor?

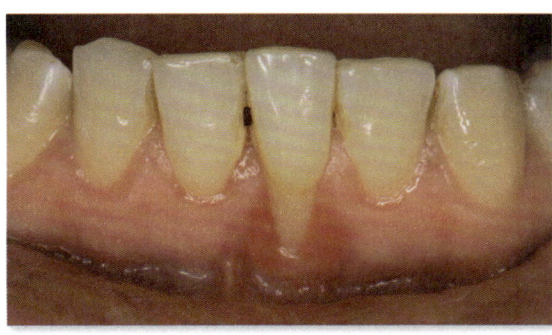
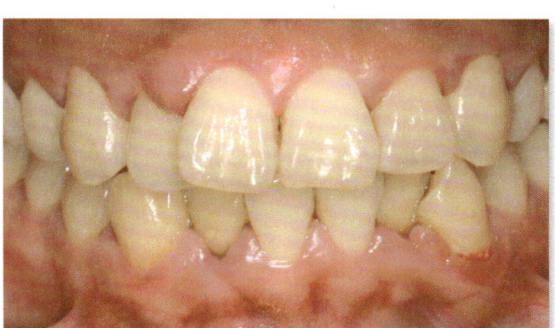

## AB 1: Parodontale Erkrankungen und ihre Hauptursachen

**3.** Vervollständigen Sie bitte folgendes Schaubild. Es veranschaulicht das Verhältnis zwischen Immunabwehr und Plaque bei der Entstehung einer Gingivitis / Parodontitis.

|  | intakte Immunabwehr |  |
| --- | --- | --- |
| + | + | + |
| geringer bakterieller Angriff |  | geringer bakterieller Angriff |
| ↓ | ↓ | ↓ |
|  |  |  |

**4.** Sie entwickeln für die Vorbereitung auf eine Klassenarbeit Karteikarten zum Thema „Ursachen der häufigsten Parodontalerkrankungen". Welche Fragen stehen auf der Vorderseite dieser Karteikarten?

Anaerobe Bakterien des Biofilms →

Rauchen
Diabetes mellitus
Medikamente →

Toxine und Enzyme der Bakterien →

Granulozyten und Leukozyten →

Entzündungsreaktion des Gewebes →

## AB 2: Das plagt viele Menschen – Gingivitis und Parodontitis

**1.** Welche fünf typischen Symptome können bei einer Gingivitis neben Biofilm auftreten?

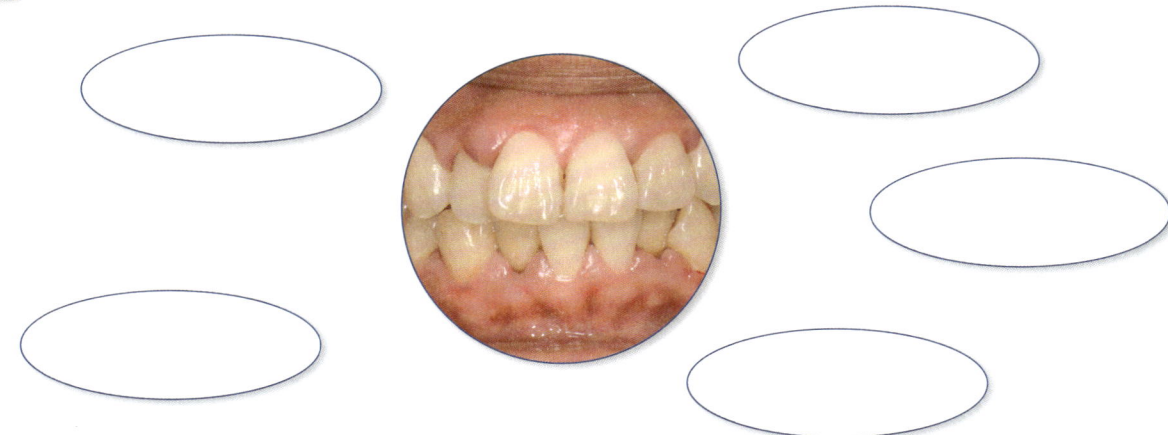

**2.** Die Bilder zeigen die unterschiedlichen Krankheitsstadien einer chronischen Parodontitis. Ergänzen Sie die Tabelle um eine treffende Bezeichnung des jeweiligen Stadiums und beschreiben Sie dieses kurz.

| Bild | Bezeichnung | Beschreibung |
|---|---|---|
| | | |
| | | |
| | | |
| | | |
| | | |

## AB 2: Das plagt viele Menschen – Gingivitis und Parodontitis

**3.** Zahnfleischtaschen entstehen erst bei einer Parodontitis. Warum kommt es bei der Gingivitis trotzdem zu einer erhöhten Sondierungstiefe?

_____
_____

**4.** Man unterscheidet zwischen Taschentiefe und klinischem Attachmentverlust (CAL). Von wo bis wo reicht die Taschentiefe und von wo bis wo der klinische Attachmentverlust? Fügen Sie waagerechte Linien ein.

Taschentiefe

Klinischer Attachmentverlust (CAL)

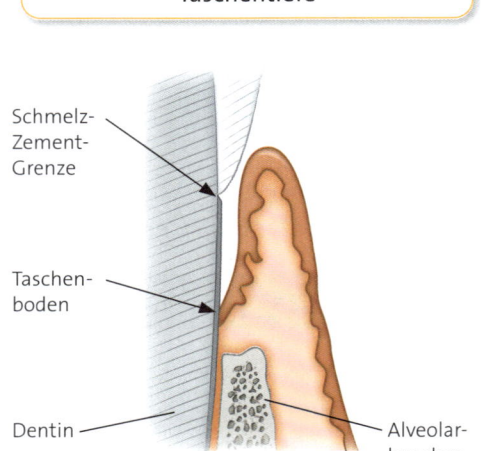
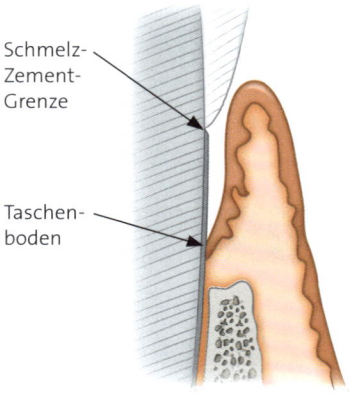

**5.** Welche Abbildung zeigt horizontalen, welche vertikalen Knochenabbau? Verbinden Sie mit Pfeilen.

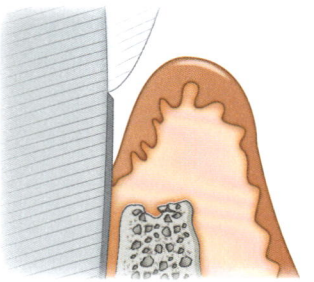

horizontaler Knochenabbau

vertikaler Knochenabbau

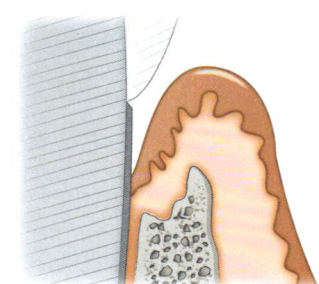

**6.** Was unterscheidet eine lokalisierte Parodontitis von einer generalisierten Parodontitis?

_____
_____

**7.** Nennen Sie einige charakteristische Merkmale der nekrotisierenden Parodontitis.

## AB 3: Zu Beginn – Befunderhebung und Diagnostik

**AB 3**

**1.** Bei der Befunderhebung parodontaler Erkrankungen müssen Veränderungen an den Zähnen, der Gingiva, dem dentogingivalen Übergang und dem Alveolarfortsatz erfasst werden. Welche Untersuchungen stehen dem Zahnarzt zur Verfügung?

Zähne →

Gingiva →

dentogingivaler Übergang →

Alveolarfortsatz →

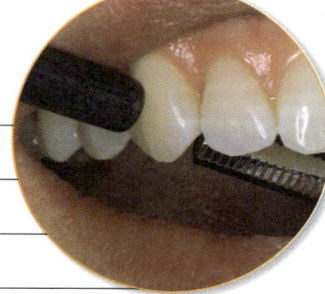

**2.** Die Zahnbeweglichkeit wird in drei Grade eingeteilt. Erläutern Sie diese bitte.

Grad I: _____

Grad II _____

Grad III: _____

**3.**

**a.** Die Gingiva – gesund oder krankhaft verändert? Markieren Sie alle Begriffe, die eine gesunde Gingiva auszeichnen, mit grün, alle krankhaften mit rot.

**b.** Verbinden Sie die Gegensatzpaare (gesund – krank).

- Hyperplasie
- blassrosa
- orangenschalenartig
- straff
- glatt, glänzend
- reicht bis zur Schmelz-Dentin-Grenze
- geschwollen, weich
- keine Interdentalpapillen
- gerötet
- interdentales Δ ausgefüllt
- Rezessionen

*Lernfeld 8*

## AB 3: Zu Beginn – Befunderhebung und Diagnostik

**4.** Wie wird die Stärke der Blutungsneigung der Gingiva bestimmt?

_____

**5.** Der dentogingivale Übergang wird bei der Parodontitis-Befunderhebung besonders unter die Lupe genommen. Erklären Sie kurz die folgenden Begriffe zu diesem Thema. Die Vokale sind leider abhanden gekommen. Um welche Begriffe handelt sich?

Sndrngstf →

Prdntmtr →

Frktnsbtlgng →

Nbrs-Snd →

**6.** Ab welcher Sondierungstiefe wird von Parodontaltaschen gesprochen?

_____

**7.** Was kann mithilfe einer Röntgendiagnostik erkannt werden?

- _____
- _____
- _____
- _____

**8.** Bei welchen Parodontalerkrankungen kann eine mikrobiologische Diagnostik erforderlich sein?

- _____
- _____
- _____

### AB 3: Zu Beginn – Befunderhebung und Diagnostik

**9.**

a. Welche Sonde ist hier abgebildet?

_____

b. Was charakterisiert diese Sonde?

• _____

• _____

• _____

**10.** Beim Parodontal-Screening-Index (PSI) wird das Gebiss nicht wie ansonsten in der Zahnmedizin üblich in Quadranten eingeteilt. Wie wird das Gebiss beim PSI eingeteilt? Nennen Sie den Begriff und zeichnen Sie die Einteilung in das Gebissschema ein.

_____

_____

**11.**

a. Ab welchem PSI-Code werden eine weitergehende Diagnostik und eine systematische Parodontaltherapie erforderlich? Kreuzen Sie an:

○ ab Code 1   ○ ab Code 2   ○ ab Code 3   ○ ab Code 4

b. Woran erkennt man diesen Code?

• _____

• _____

• _____

• _____

**12.** Um welchen PSI-Code handelt es sich in der Abbildung und woran erkennen Sie das?

**13.** Warum entspricht der Parodontalstatus einem Heil- und Kostenplan?

_____

_____

### AB 3: Zu Beginn – Befunderhebung und Diagnostik

**14.** Tragen Sie folgende Befunde des Patienten Torsten Grundlach in den Parodontalstatus ein:

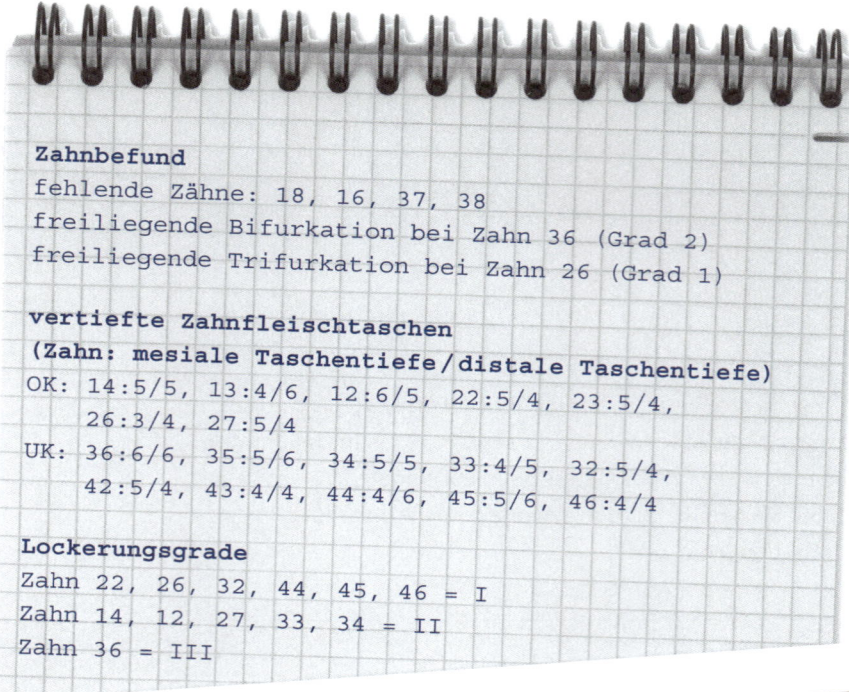

**Zahnbefund**
fehlende Zähne: 18, 16, 37, 38
freiliegende Bifurkation bei Zahn 36 (Grad 2)
freiliegende Trifurkation bei Zahn 26 (Grad 1)

**vertiefte Zahnfleischtaschen**
(Zahn: mesiale Taschentiefe/distale Taschentiefe)
OK: 14:5/5, 13:4/6, 12:6/5, 22:5/4, 23:5/4,
26:3/4, 27:5/4
UK: 36:6/6, 35:5/6, 34:5/5, 33:4/5, 32:5/4,
42:5/4, 43:4/4, 44:4/6, 45:5/6, 46:4/4

**Lockerungsgrade**
Zahn 22, 26, 32, 44, 45, 46 = I
Zahn 14, 12, 27, 33, 34 = II
Zahn 36 = III

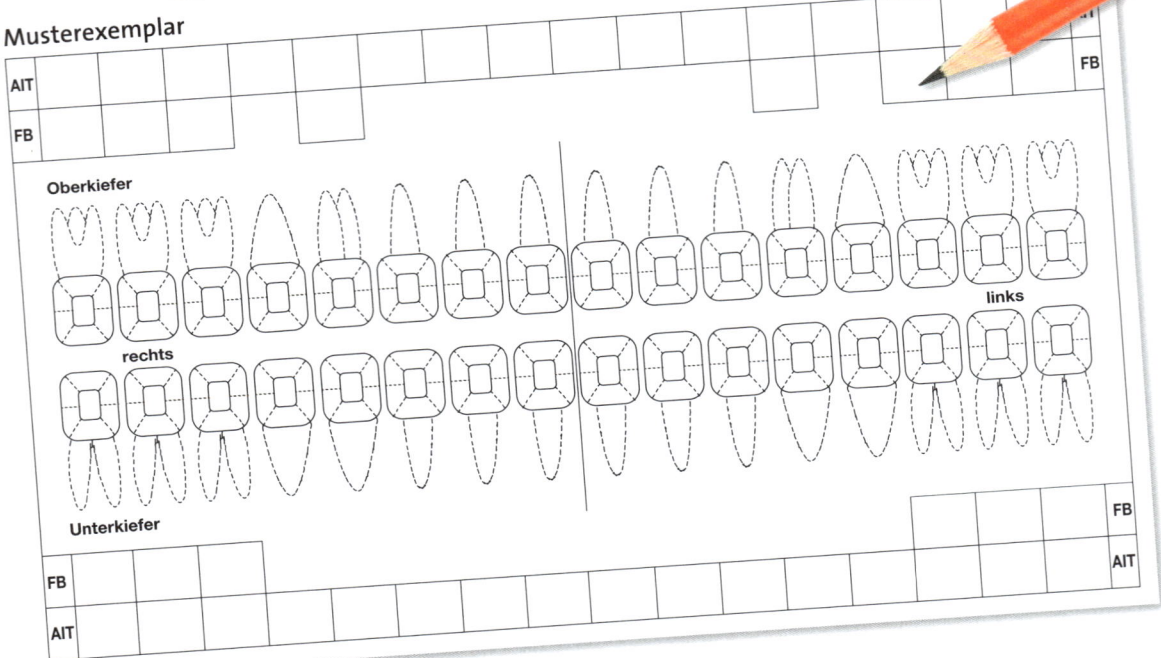

**15.** Welche Befunde bestimmen den Grad der Parodontitis, welche das Stadium? Kreuzen Sie an.

|  | Stadium | Grad |
|---|---|---|
| Knochenabbau-Index |  |  |
| Zahnverlust |  |  |
| Im Röntgen festgestellter Knochenabbau |  |  |
| Diabetes mellitus |  |  |
| Interdentaler klinischer Attachmentverlust (CAL) |  |  |
| Rauchen |  |  |

## AB 4: Längerfristig und mit System – die Parodontalbehandlung im Überblick

**1.** Welche Ziele werden mit der Parodontalbehandlung verfolgt?

**2.** Wie verläuft eine Parodontalbehandlung? Schreiben Sie die folgenden Begriffe in der richtigen Reihenfolge in das Schaubild:

Erste Befundevaluation | Antiinfektiöse Therapie | Parodontologisches Aufklärungs- und Therapiegespräch | Anamnese – Befund – Diagnose | Chirurgische (offene) PAR-Therapie | Unterstützende PAR-Therapie | Zweite Befundevaluation | Individuelle Mundhygieneunterweisung

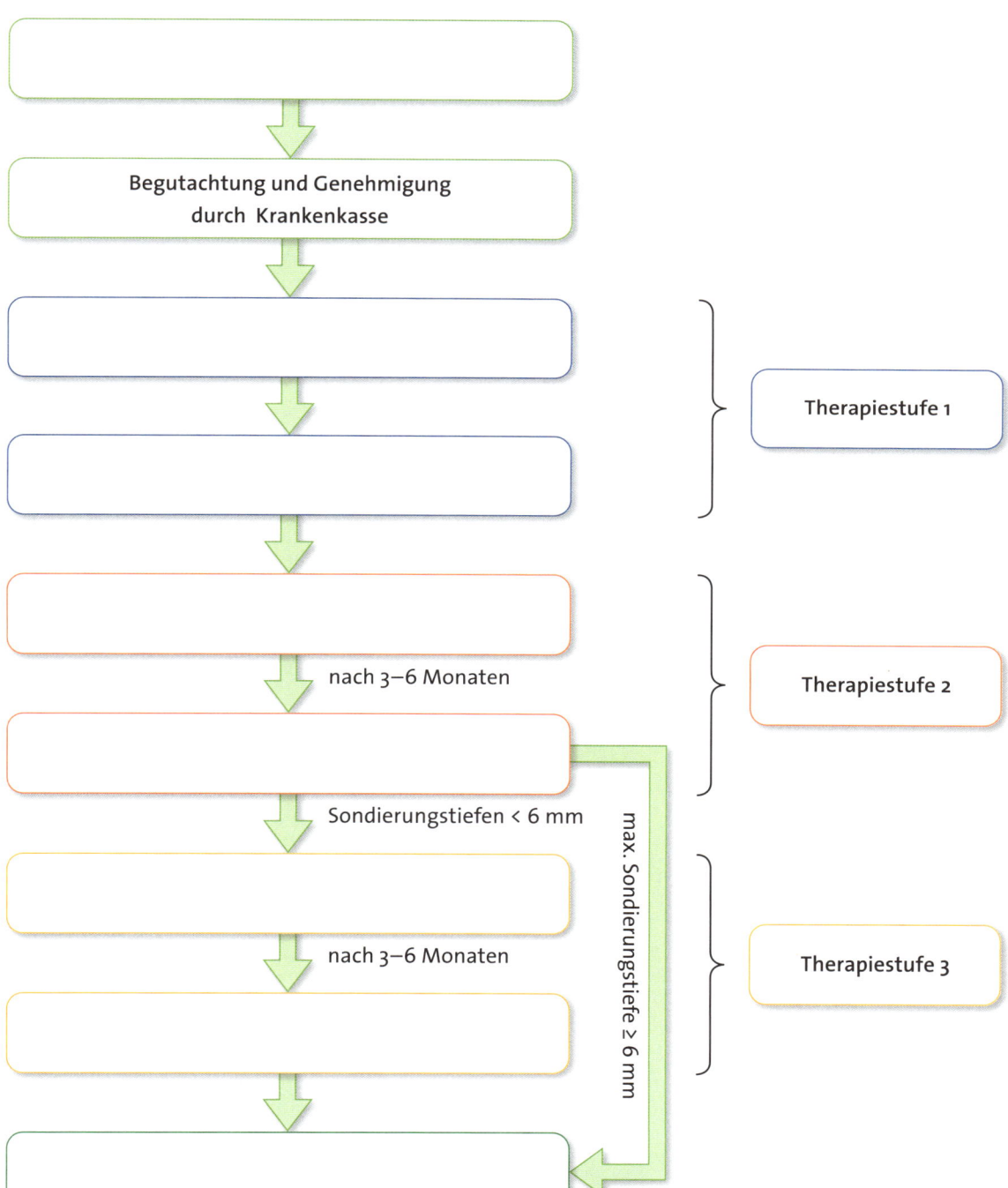

### AB 5: Die erste Stufe – Kontrolle über Biofilm und Risikofaktoren

**AB 5**

**1.** Welche Maßnahmen werden in der Therapiestufe 1 ergriffen und sind die Basis für eine erfolgreiche Parodontitisbehandlung? Ergänzen Sie das Schaubild.

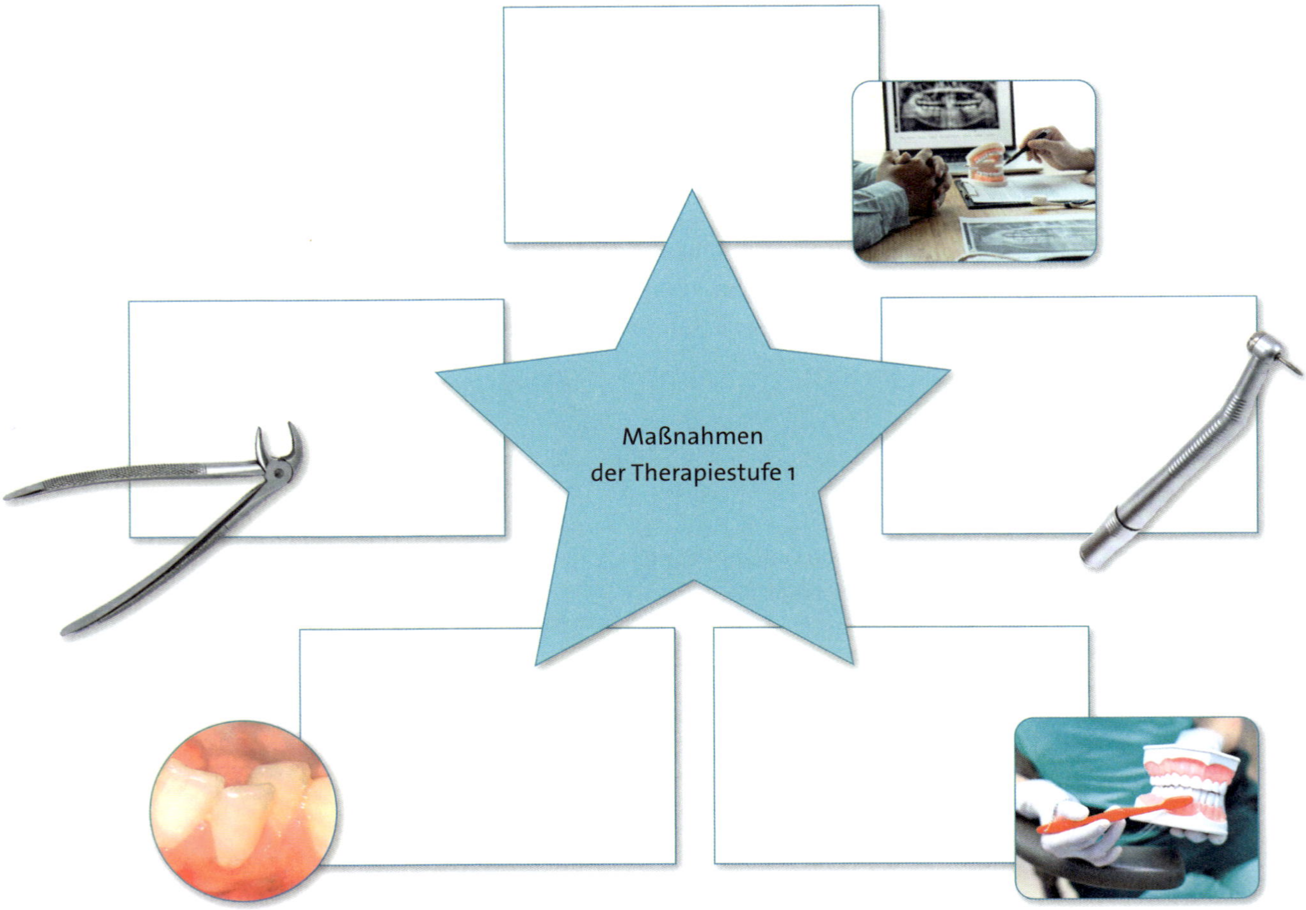

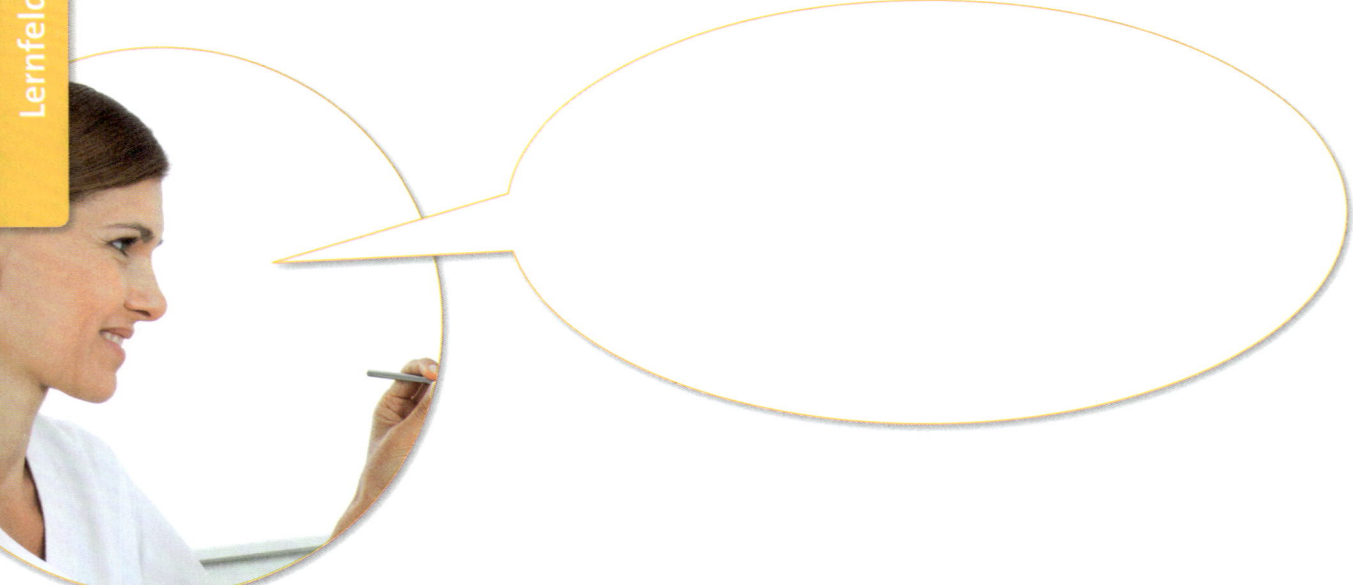

**Maßnahmen der Therapiestufe 1**

**2.** Die Patientin Frau Glasewig ist verwundert: Warum soll sie erst einmal richtig Zähneputzen lernen, bevor ihre zum Teil recht tiefen Taschen behandelt werden? Bei der Behandlung der Karies wartet man doch auch nicht ab, bis der Patient eine Mundhygieneberatung gehabt hat.
Was können Sie Frau Glasewig sagen?

# AB 6: Blutig, aber ohne Skalpell – die antiinfektiöse Therapie

**1.** Ergänzen Sie die Tabelle zum Ablauf einer subgingivalen Instrumentierung während der antiinfektiösen Therapie.

| Geschlossene Kürettage | | |
|---|---|---|
| Bild | Arbeitsschritte | Beschreibung |
|  | Situation vor der Behandlung | Instrumente und Materialien |
|  | Entfernung subgingivaler Beläge | Instrumente und Materialien |
|  | Wiederanlagerung der Gingiva<br><br>Fachbegriff: |  |

### AB 6: Blutig, aber ohne Skalpell – die antiinfektiöse Therapie

**2.** Was charakterisiert die Gracey-Kürette?

_____

_____

**3.** Die Auszubildende aus dem ersten Lehrjahr beobachtet, dass Sie bei einer geschlossenen Kürettage hin und wieder den chirurgischen Sauger mit Wasser durchspülen und fragt Sie, warum Sie das machen. Was antworten Sie ihr?

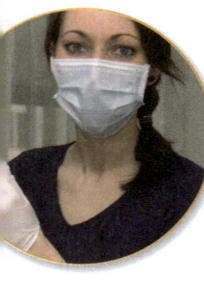

_____

_____

**4.**

a. Was ist hier abgebildet? _____

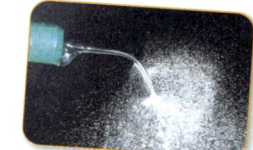

b. Welches Risiko ist mit diesem Phänomen verbunden?

_____

_____

**5.**

a. Was versteht man unter einer Full-Mouth-Therapie?

• _____

• _____

b. Worin liegt der Vorteil dieser Behandlung?

_____

_____

**6.** Wie geht es voraussichtlich für diese Patienten nach der ersten Befundevaluation weiter?

> Frau Schmaljohann hat bei der ersten Befundevaluation Zahnfleischtaschen von 3–5 mm. Die Gingiva ist weitgehend entzündungsfrei, aber approximal wird relativ viel Plaque festgestellt.

> Frau Ludwig kommt nach 20 Wochen zur ersten Befundevaluation. Die Gingiva ist entzündungsfrei. An den Seitenzähnen im Oberkiefer hat sie noch Zahnfleischtaschen bis zu 4 mm.

> Die Gingiva von Herrn Timm ist nach der subgingivalen Instrumentierung entzündungsfrei und blutet nicht mehr. Der Hygienestatus des Gebisses ist hervorragend. Bei der Sondierung werden an den OK-Molaren Zahnfleischtaschen bis zu 8 mm festgestellt.

## AB 7: Wenn nichts anderes hilft – chirurgische Parodontalbehandlung

**1.** Welche Techniken sind hier abgebildet? Verbinden Sie die Bilder mit der Technik und den jeweiligen Vor- und Nachteilen.

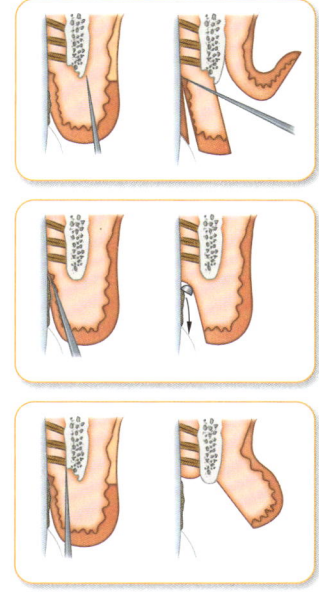

- offene Kürettage
- Kirkland-Lappen
- modifizierter Widman-Lappen

+ gute Übersicht
− deutlicher postoperativer Gewebsverlust

+ sehr geringer postoperativer Gewebsverlust
− stark eingeschränkte Sicht

+ geringer postoperativer Gewebsverlust
− bei ausgeprägten Knochentaschen nicht ausreichend

**2.** Trotz unterschiedlicher Operationstechniken ist der Ablauf von Lappenoperationen weitgehend identisch. Sie sollen für das Berichtsheft eine arbeitsschrittgebundene Instrumenten- und Materialcheckliste (ohne Standardinstrumente wie Sonde oder Pinzette) erstellen.

| | Arbeitsschritt | Instrumente & Materialien |
|---|---|---|
| | | |
| | | |
| | | |
| | | |

## AB 7: Wenn nichts anderes hilft – chirurgische Parodontalbehandlung

**3.** Welche Empfehlungen geben Sie einem Patienten nach einer Lappenoperation in Hinblick auf die genannten Punkte?

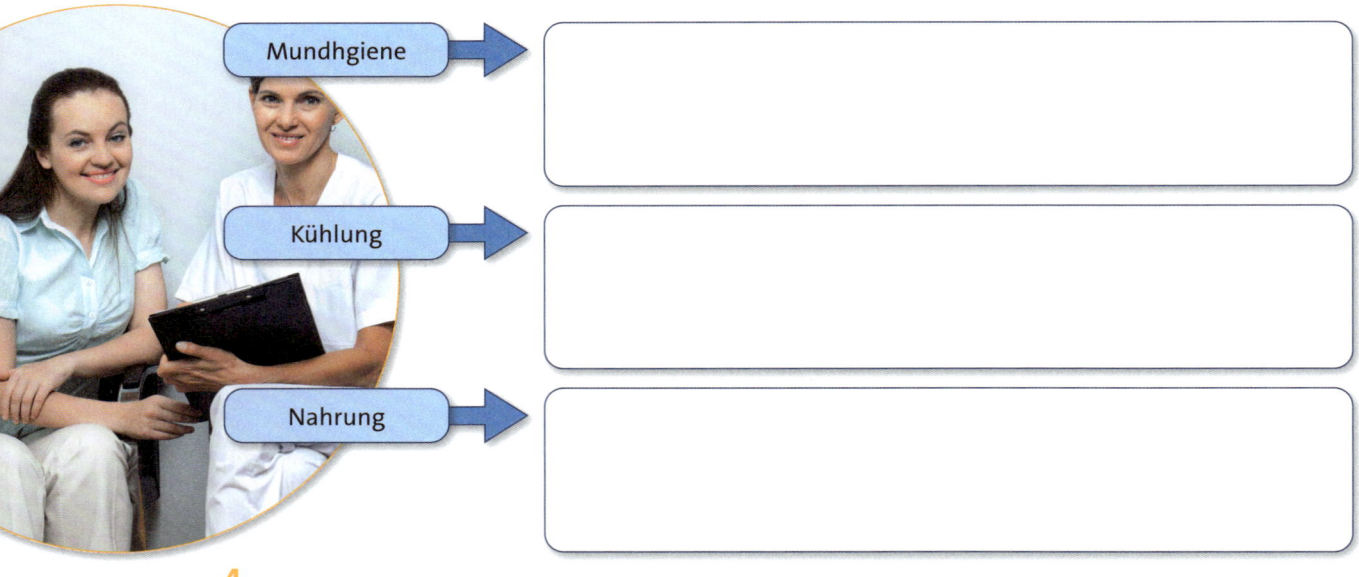

- Mundhgiene
- Kühlung
- Nahrung

**4.**

**a.** Wofür steht die Abkürzung GTR?

_____

**b.** Bringen Sie die Bilder, die die Arbeitsschritte bei einer GTR darstellen, in die richtige Reihenfolge und beschriften Sie die Abbildungen stichpunktartig.

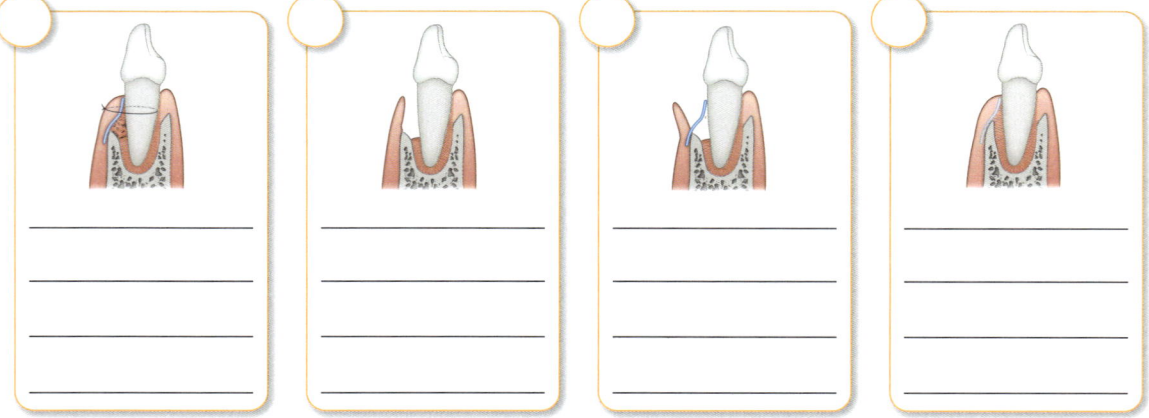

**5.** Was verbirgt sich hinter folgenden chirurgischen Behandlungen? Geben Sie eine kurze Definition.

| Externe Gingivektomie | |
|---|---|
| Gingivaextension | |

## AB 8: Für den langfristigen Erfolg – die unterstützende Parodontaltherapie

**1.** Einmal Parodontitis-Patient, immer Parodontitis-Patient: Ist damit gemeint, dass man nicht gesund werden kann?

_____

_____

**2.**

**a.** Hier finden Sie 11 Begriffe, die Ihnen helfen sollen, die Maßnahmen der unterstützenden Parodontaltherapie zu benennen. Schreiben Sie die Begriffe unter das Buchstabenfeld.

| F | Z | K | D | D | G | T | Ä | E | M | Ü | B | E | R | P | R | Ü | F | U | N | G |
|---|---|---|---|---|---|---|---|---|---|---|---|---|---|---|---|---|---|---|---|---|
| Q | S | F | O | L | L | Ü | D | Q | X | B | N | N | E | S | A | S | D | L | K | H |
| Q | S | O | N | D | I | E | R | U | N | G | S | B | L | U | T | U | N | G | N | R |
| E | O | A | G | S | N | Z | K | L | Ü | Ä | S | R | N | H | A | C | E | Z | Z | E |
| G | N | J | H | G | S | N | A | S | U | B | G | I | N | G | I | V | A | L | D | B |
| H | D | U | U | T | S | R | F | Z | H | G | M | I | L | P | S | A | D | E | E | E |
| Z | I | K | N | L | R | T | F | A | R | F | G | U | V | M | J | U | D | D | Q | F |
| R | E | L | T | G | U | F | D | I | R | E | I | N | I | G | U | N | G | K | U | U |
| T | R | P | E | A | M | U | I | K | S | Z | X | D | A | O | F | R | E | J | D | N |
| S | U | F | R | C | E | J | O | H | O | D | F | H | N | S | I | E | S | D | R | D |
| T | N | C | W | D | N | B | K | R | L | T | K | Y | Q | R | G | F | U | N | J | E |
| V | G | V | E | Z | T | D | S | U | P | R | A | G | I | N | G | I | V | A | L | R |
| B | S | T | I | H | I | D | H | Ö | R | D | L | I | P | M | G | Z | K | D | P | H |
| E | T | G | S | L | E | T | B | W | R | H | R | E | D | C | E | F | F | E | B | E |
| O | I | H | U | P | R | G | F | S | F | U | R | N | K | A | B | U | K | L | F | B |
| P | E | Z | N | Ä | U | H | K | D | G | I | X | E | S | A | H | K | J | E | D | U |
| L | F | W | G | M | N | L | Q | B | H | K | A | J | G | H | K | L | M | N | L | N |
| M | E | D | M | G | G | M | R | N | M | E | S | S | U | N | G | S | T | H | Ö | G |
| C | H | J | U | M | M | T | T | S | D | V | F | R | L | Ä | Y | V | B | M | H | G |

_____

_____

_____

_____

**b.** Welche Maßnahmen können im Rahmen der unterstützenden Parodontaltherapie abgerechnet werden?

1. _____   2. _____

3. _____   4. _____

5. _____   6. _____

## AB 8: Für den langfristigen Erfolg – die unterstützende Parodontaltherapie

**3.** Die unterstützende Therapie geht über zwei Jahre. Wie oft welche Patienten für unterstützende Maßnahmen einbestellt werden können, hängt vom Grad der Erkrankung im ersten Befund ab.

Frau Redlich hatte eine Parodontitis im Stadium III Grad B und wurde behandelt. In der Befundevaluation nach der subgingivalen Instrumentierung stellte die Zahnärztin bei Frau Redlich keine Sondierungstiefen über 4 mm fest und Frau Redlich soll in die unterstützende Therapie übergehen. Wie viele Termine kann sie pro Jahr erhalten und wie groß muss der Abstand zwischen den Terminen sein? Für wie lange kann Frau Redlich diese Termine erhalten?

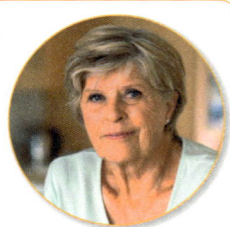

_____

_____

Herr Münter hatte eine Parodontitis im Stadium III. Da er ein starker Raucher ist, wurde im Parodontalstatus Grad C vermerkt. Einige Bereiche mussten chirurgisch behandelt werden. Bei der Sondierung konnten 3 Monate nach der Behandlung keine Taschen über 6 mm mehr festgestellt werden. Wie viele Termine kann Herr Münter pro Jahr erhalten und wie groß muss der Abstand zwischen den Terminen sein? Für wie lange kann Herr Münter diese Termine erhalten?

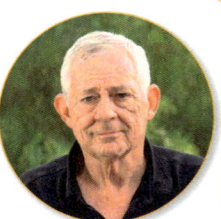

_____

_____

Frau Demir hatte nur im Seitenzahnbereich an einigen Zähnen eine Sondierungstiefe von 4 mm und damit das Stadium II. Für ihr Alter hat sie nur einen geringen Knochenabbau, raucht nicht und leidet nicht unter Diabetes mellitus – ist also Grad A. Wie viele Termine kann Frau Demir in der unterstützenden Parodontaltherapie pro Jahr erhalten und wie groß muss der Abstand zwischen den Terminen sein? Für wie lange kann Frau Demir diese Termine erhalten?

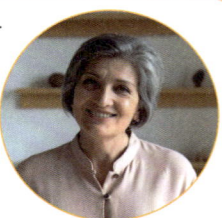

_____

_____

**4.** Welche Maßnahmen der unterstützenden Therapie können in jeder dieser Sitzung abgerechnet werden?

1. _____

2. _____

3. _____

4. _____

### AB 9: Mundschleimhauterkrankungen

**AB 9**

**1.**

a. Wie heißen die drei unterschiedlichen Epithelgewebe? Beschriften Sie die Abbildungen.

b. Wo findet man im oder am Körper welches Plattenepithel? Ordnen Sie den unterschiedlichen Hauttypen ein Epithelgewebe zu (bitte die Ziffern 1 bis 3 eintragen).

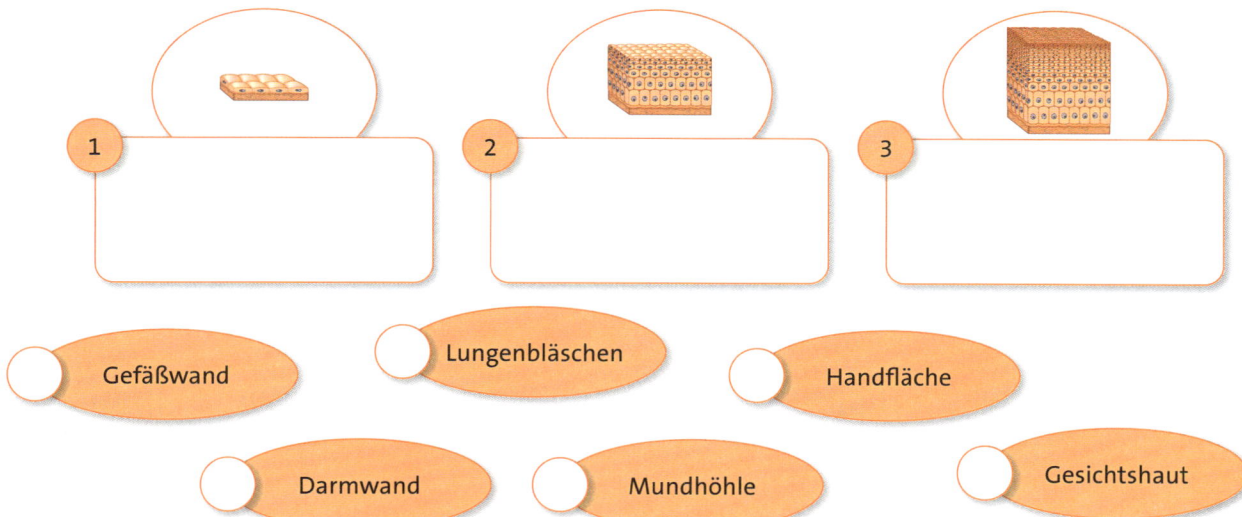

**2.** Um welche Erkrankung der Mundhöhle handelt es sich? Beschreiben Sie kurz die Symptome.

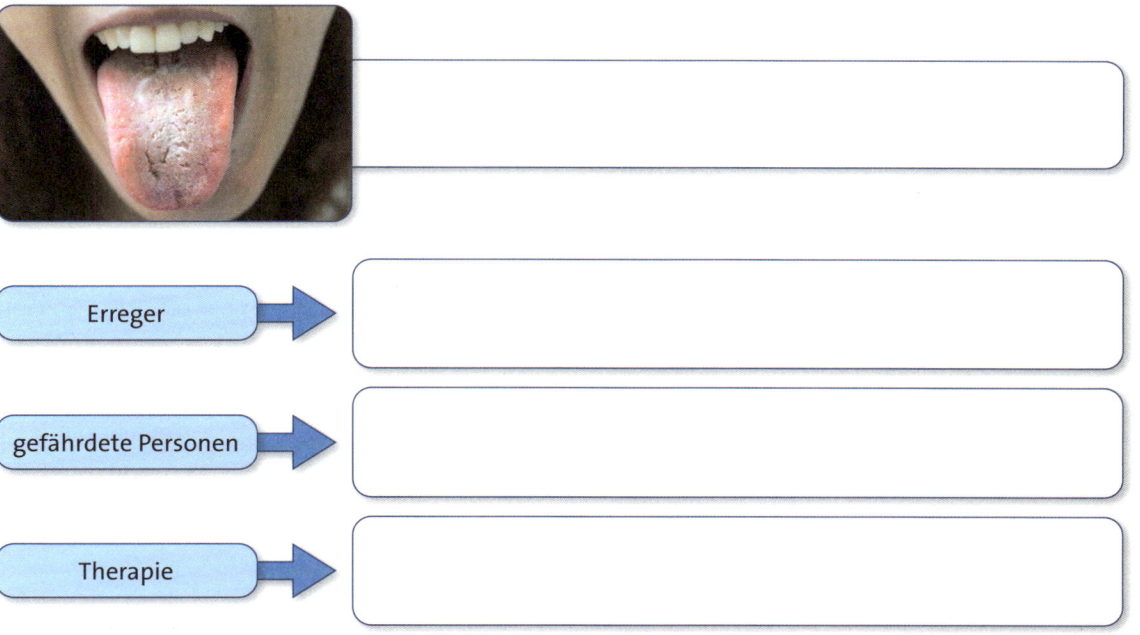

Erreger →

gefährdete Personen →

Therapie →

**3.**

a. Wodurch werden Verhornungen der Mundschleimhaut (Leukoplakien) verursacht?

_____

_____

b. Warum ist es wichtig, die Ursache und eventuell auch die Verhornung zu beseitigen?

_____

## AB 9: Mundschleimhauterkrankungen

**4.**

**a.** Der 17-jährige Iman hat seit drei Tagen in der rechten Wange und an der rechten Unterlippe jeweils eine Aphte. Iman weiß nicht, worunter er da leidet. Wie beschreibt er Ihnen als ZFA vermutlich seine Symptome?

**b.** Was könnte Ihre Chefin zur Therapie dieser Stellen sagen?

_____
_____
_____

**c.** Iman hat seit kurzem eine Freundin und fragt sich, ob er sie anstecken kann. Was können Sie ihm antworten?

_____

**5.** Welche Aussagen treffen auf einen bösartigen (**B**), welche auf einen gutartigen (**G**) Tumor zu? Tragen Sie die jeweiligen Buchstaben ein.

- ( ) Der Tumor wächst schnell.
- ( ) Der Tumor wächst und verdrängt lediglich das umliegende Gewebe.
- ( ) Wenn der Tumor entfernt wird, besteht keine Gefahr, dass er wiederkommt.
- ( ) Der Tumor ist relativ leicht zu entfernen, da er abgegrenzt wächst.
- ( ) Das Reizfibrom gehört zu dieser Tumorart.
- ( ) Der Tumor dringt ins umliegende Gewebe ein und zerstört es.
- ( ) Dieser Tumor ist in der Regel nicht so gefährlich.
- ( ) Der Tumor neigt dazu, im Körper zu streuen und Metastasen zu bilden.
- ( ) Stoffe wie Nikotin oder Asbest können diese Tumoren verursachen.

**6.** Welche Risikofaktoren sind besonders bedeutsam bei der Entstehung eines Karzinoms in der Mundhöhle?

- _____
- _____
- _____

## AB 10: Wenn das Kauen Probleme macht – craniomandibuläre Dysfunktionen

**1.** Beschriften Sie die Abbildung des Kiefergelenks mit folgenden Begriffen:

Gelenkhöckerchen – Gelenkköpfchen (Kondylus) – Gehörgang – oberer und unterer Gelenkspalt – Gelenkscheibe – Gelenkkapsel – Gelenkgrube

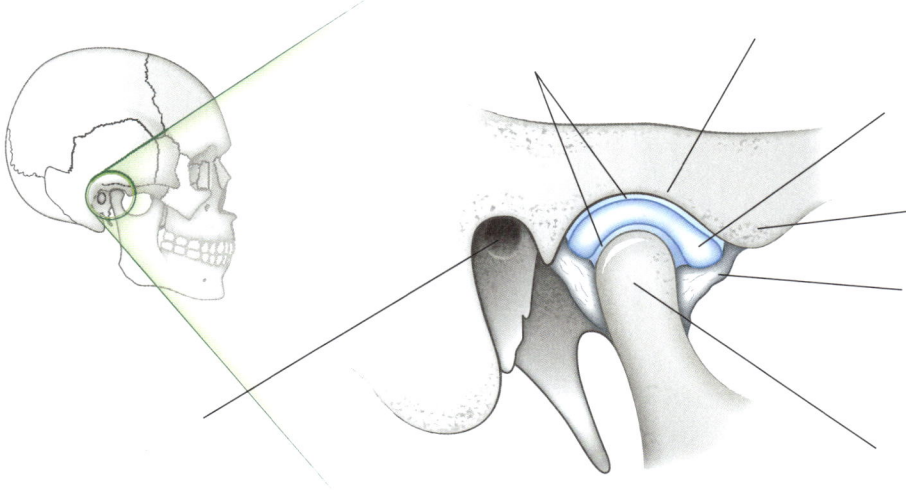

**2.**

**a.** Warum wird das Kiefergelenk als Dreh-Gleit-Gelenk bezeichnet?

_____

_____

**b.** Welche Bewegung machen die Gelenkköpfchen bei folgenden Bewegungen des Unterkiefers?

| Seitwärtsbewegung | Öffnungsbewegung | Vorschubbewegung |
|---|---|---|
|  |  |  |

**3.** Beantworten Sie bitte die Fragen auf den Lernzetteln aus Julias Lernkarteikasten.

a) Welche Muskeln dienen der Mundöffnung?

b) Welche Muskeln bewirken den Mundschluss?

c) Welche Muskeln gehören zur Mundbodenmuskulatur?

## AB 10: Wenn das Kauen Probleme macht – craniomandibuläre Dysfunktionen

**4.** „Muskelmemory" – Welche Abbildung gehört zu welcher Muskelbezeichnung?

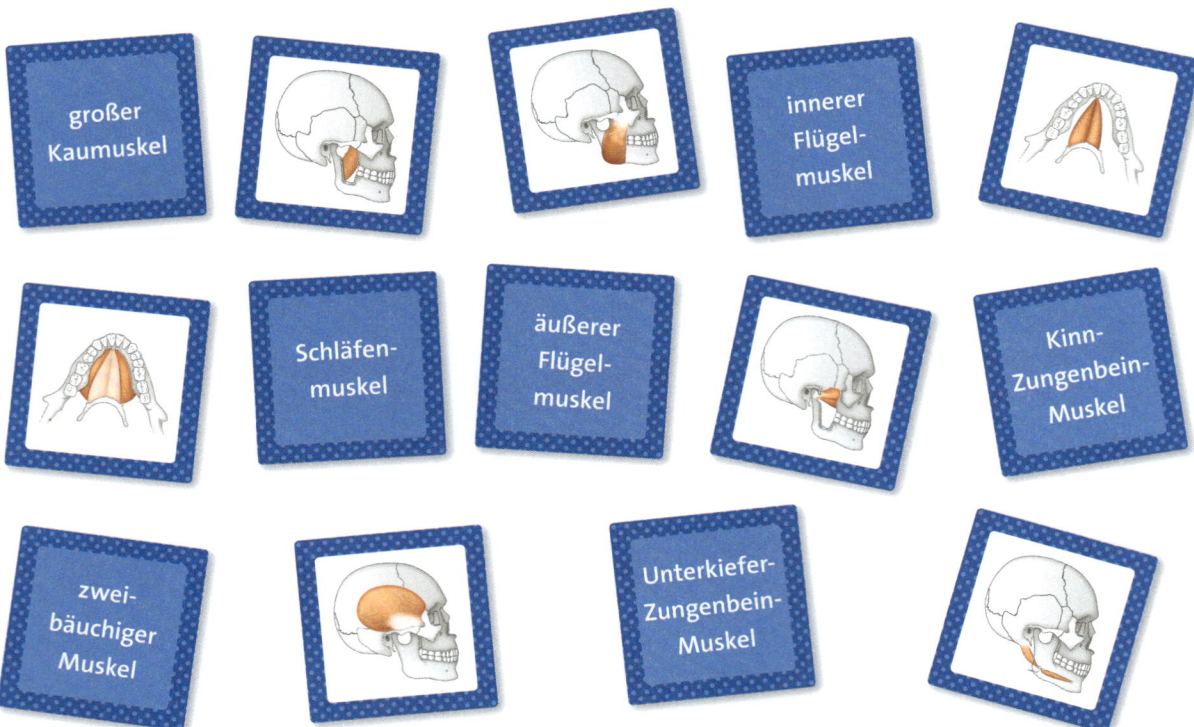

**5.** Wenn das harmonische Zusammenspiel von Kaumuskulatur, Kiefergelenk und Verzahnung gestört ist, spricht man von der craniomandibulären Dysfunktion (CMD). Nennen Sie fünf mögliche Ursachen.

- _____
- _____
- _____
- _____
- _____

**6.** Welche Symptome treten häufig bei einer CMD auf?

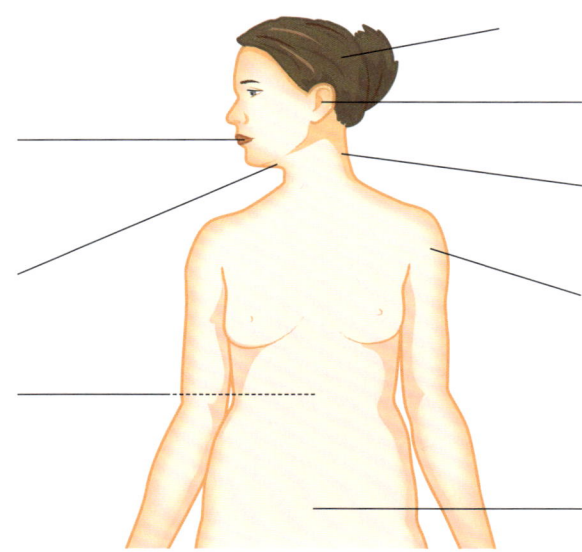

# AB 11: Fachworttrainer

**1.** Finden Sie zu den Erklärungen die entsprechenden Termini.

| Terminus | Erklärung | Terminus | Erklärung |
|---|---|---|---|
| | übler Mundgeruch | | Übergang vom Zahn zum Zahnfleisch |
| | gutartige Zahnfleischgeschwulst | | Freiliegen der Zahnwurzelteilungsstelle |
| | Rückgang des Zahnfleisches | | Sonde, um die Zahnfleischtaschen auszumessen |
| | Schädigung, Verletzung | | Ein Sechstel des Gebisses |
| | schädliche Stoffwechselprodukte | | Entfernen aller subgingivaler Beläge |
| | Wucherung der Gingiva | | Wenn mehr als 30 % der Zähne von Parodontitis betroffen sind |
| | Anhaftung des Zahnfleisches | | Kürettage des ganzen Gebisses innerhalb von 24 h |
| | verhärtete Beläge unterhalb der Gingiva | | chirurgische Entfernung der Gingiva |
| | Zahnfleischtaschen aufgrund einer geschwollenen Gingiva | | am Rand liegend |
| | entstehen durch vertikalen Knochenabbau | | wiedergewinnend, wiederherstellend |
| | Parodontitis, bei der sich Geschwüre bilden und Gewebe abstirbt | | rund um ein Implantat |

Lernfeld 8

handwerk-technik.de

### AB 11: Fachworttrainer

**2.** Lösen Sie das Kreuzworträtsel zum Themenbereich Erkrankungen der Mundhöhle und CMD.

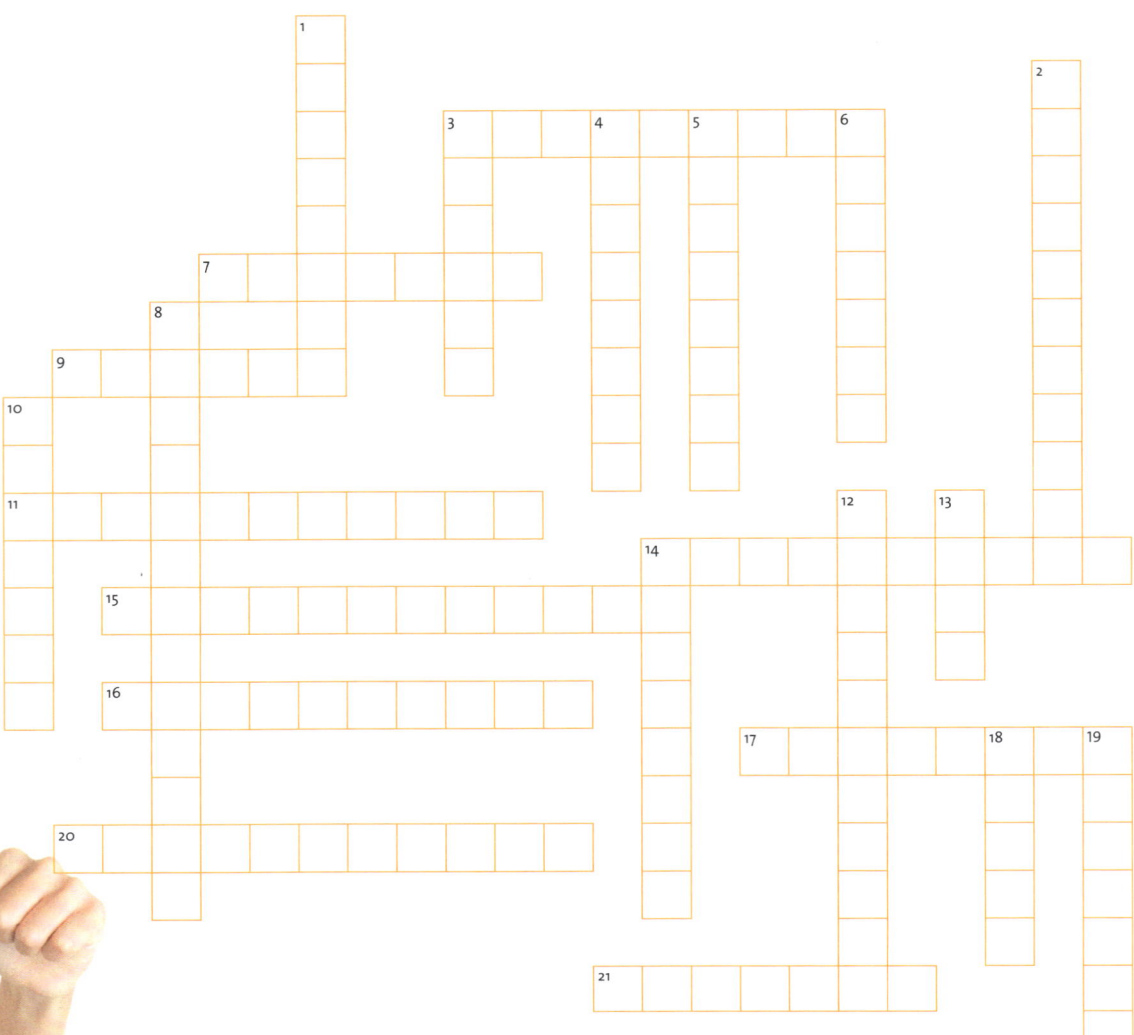

**waagerecht:**
- 3. Tochergeschwulst
- 7. bösartiger Hautkrebs
- 9. Viruserkrankung mit Hautbläschen
- 11. Verhornung der Schleimhaut
- 14. anderes Wort für krebserregend
- 15. Arznei gegen Pilzerkrankungen
- 16. der Schläfenmuskel heißt auch M. …
- 17. der große Kaumuskel heißt auch M. …
- 20. Fehlfunktion
- 21. gutartig

**senkrecht:**
- 1. Gelenkkopf
- 2. hierin befindet sich der Gelenkkopf
- 3. Schleimhaut
- 4. Abrieb harter Substanz
- 5. Ohrgeräusche
- 6. Hautgewebe
- 8. Vorstufe eines bösartigen Tumors
- 10. bösartig
- 12. Anfälligkeit für eine Erkrankung
- 13. Pilzerkrankung der Mundschleimhaut
- 14. bösartiger Tumor vom Epithelgewebe ausgehend
- 18. Gewebewucherung / Schwellung
- 19. Rückfall, Wiederauftreten einer Erkrankung

## AB 1: Wer die Wahl hat, hat die Qual – Vorbereitung einer Kaufentscheidung

**AB 1**

**1.** Nennen Sie verschiedene Möglichkeiten der Bezugsquellenermittlung.

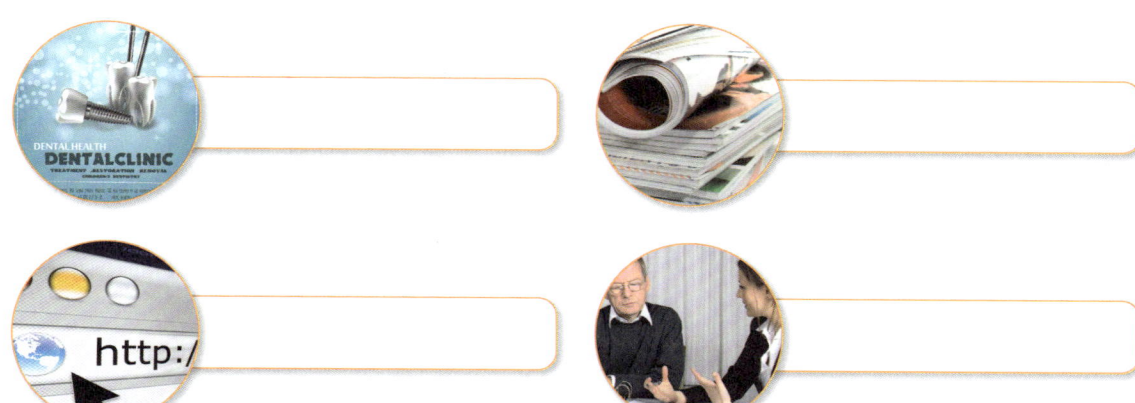

**2.** Hier lesen Sie Ausschnitte aus Geschäftsbriefen.

**a.** Ordnen Sie zu, welcher Satz aus einer Rechnung, einer Anfrage, einem Auftrag, einer Bestellung, einem Angebot, einer Mahnung oder einer Auftragsbestätigung stammt (Quelle).

**b.** Geben Sie den einzelnen Schritten eine sinnvolle Reihenfolge, indem Sie Ziffern eintragen.

| Quelle | Textbeispiel | Ziffer |
|---|---|---|
|  | Bitte schicken Sie uns eine Auftrags- sowie Lieferzeitbestätigung. |  |
|  | Rechnungsbetrag 2.198,00 EUR. Zahlbar innerhalb von 30 Tagen. 3 % Skonto bei Zahlung innerhalb von 14 Tagen nach Rechnungslegung. |  |
|  | Senden Sie uns bitte auch Ihren Katalog sowie eine aktuelle Preisliste zu. |  |
|  | Sie haben gewiss übersehen, ... |  |
|  | Wir freuen uns, dass Ihnen unser Angebot gefallen hat und bestätigen Ihre Bestellung. |  |
|  | Wir können Ihnen eine Behandlungseinheit mit folgender Ausstattung anbieten: ... |  |

**3.** Erläutern Sie den Unterschied zwischen einer „allgemeinen Anfrage" und einer „speziellen Anfrage".

## AB 1: Wer die Wahl hat, hat die Qual – Vorbereitung einer Kaufentscheidung

**4.** Sie sehen in einem Schaufenster das rechts abgebildete Schild. Welche rechtliche Bedeutung hat das „Angebot"?

_____
_____
_____

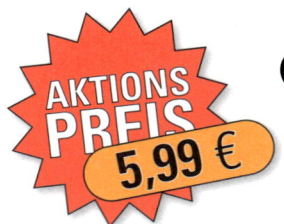

**5.** Angebote haben eine begrenzte Gültigkeit. Entweder im Angebot selbst ist eine Frist gesetzt oder es gelten gesetzliche Fristen. Tragen Sie ein, innerhalb welcher Zeit man auf welche Angebote reagiert haben muss, wenn keine Frist angegeben wurde.

| Form des Angebots | Zeitfenster |
|---|---|
| telefonisch, mündlich | |
| per Brief | |
| per Email, Fax | |

**6.** Zahnärztin Dr. Gisela Sparwasser ist immer darum bemüht Geld zu sparen. Benennen Sie die Preisnachlässe, die sie in letzter Zeit erhalten hat.

| Vertragsinhalt | Preisnachlass |
|---|---|
| Dr. Sparwasser benötigt drei Energiesparlampen für die Praxis. Das Stück kostet 7,99 €. Sie kauft 10 Lampen, denn dann kostet jede nur noch 5,99 €. | |
| Die Putzmittel für die Praxis kauft Frau Dr. Sparwasser in einem Drogeriemarkt. Für den Drogeriemarkt hat sie eine Kundenkarte. Wenn sie durch ihre Einkäufe auf der Karte genügend Punkte gesammelt hat, bekommt sie für ihren nächsten Einkauf Gutschriften. | |
| Dr. Sparwasser benötigt einen neuen Amalgamabscheider. Sie bezahlt das Gerät sofort bei Lieferung und bekommt deshalb einen Preisnachlass. | |

**7.** Diese Begriffe sind im Rahmen eines Angebotes von Bedeutung. Ordnen Sie die Begriffe den richtigen Erklärungen zu.

[1] ab Werk   [2] Barkauf   [3] Vorauskasse   [4] Art und Güte der Ware   [5] Freizeichnungsklausel

[6] Terminkauf   [7] frei Haus   [8] Zielkauf   [9] Fixkauf

- Der Käufer übernimmt alle Versandkosten.
- z. B. Farbe und Material einer Ware
- Vertraglicher Zusatz, der die Verbindlichkeit eines Angebots einschränkt.
- Käufer muss bezahlen, bevor der Verkäufer mit der vertraglichen Warenlieferung beginnt.
- Vereinbarung einer bestimmten Lieferfrist
- Der Verkäufer übernimmt alle Versandkosten.
- Der Käufer zahlt während der Warenübergabe.
- Ein genauer Liefertermin wird vereinbart.
- Der Käufer bekommt eine Frist zur Zahlung des Kaufpreises eingeräumt.

## AB 1: Wer die Wahl hat, hat die Qual – Vorbereitung einer Kaufentscheidung

**8.** Wer zahlt die Verpackungs- und Beförderungskosten, wenn vertraglich nichts anderes vereinbart wurde? Begründen Sie Ihre Antwort.

_____

_____

_____

_____

**9.** Ein Hamburger Zahnarzt hat bei einer Münchner Firma einen Autoklaven gekauft. Das Gerät wird nicht pünktlich geliefert. Da man sich nicht einigen kann, will der Zahnarzt die Münchner Firma verklagen. An welchem Ort findet eine evtl. Gerichtsverhandlung statt?

_____

**10.** Der Text enthält 13 Fehler (falsche Buchstaben). Die Fehler ergeben das Wort, um das es in dem Text geht.

DErunter versteht man den Ort, an dem Käufer und rerkäufer ihre Pflichten aus dem Kaufvertrag erfüflen müssen. Der Verkäufer hat die Pflicht, die Würe pünktlich und mängelfrei zu übergeben, und del Käufer hat die Pflicht, die Ware pünktlich zu lezahlen und anzunehmen.
Laut Gesetz gelten sowohl für Käufer als auch für Verkäufer immer die Orte, an nenen sie ihren Wohn- bzw. Geschäftssitz haben. ger Verkäufer muss die Ware in seinem Geschäft sereitstellen, der Käufer muss dem Verkäufer das Gold übermitteln. Wenn es vertraglich vereinbarr ist, kann man von dieser Vorschrift abweichen utd andere Orte zur Vertragserfüllung wählen.

Das Lösungswort lautet: _____

**11.** Zahnarzt Dr. Sommer hat in einem Dentaldepot 20 Packungen Alginat bestellt. Als er die erste Packung öffnet stellt er fest, dass das Alginat verklumpt und damit nicht mehr brauchbar ist. Als er sich beschwert, behauptet das Dentaldepot, das Problem sei auf fehlerhafte Lagerung zurückzuführen. Beurteilen Sie die Situation.

**12.** Zahnärztin Dr. Winter hat im Fachhandel einen Bürostuhl gekauft; nach neun Monaten ist die Mechanik für die Höhenverstellung kaputt. Beurteilen Sie die Situation.

## AB 1: Wer die Wahl hat, hat die Qual – Vorbereitung einer Kaufentscheidung

**13.** Dr. Herbst hat an einen Kollegen sein altes Elektrochirurgiegerät verkauft. Nach 6 Monaten ist das Gerät defekt und der Kollege fordert sein Geld zurück. Beurteilen Sie die Situation.

_____

_____

**14.** Ihre Praxis bestellt neue Berufskleidung für alle ZFA. Jede der sechs Mitarbeiterinnen erhält drei neue Hosen und fünf Poloshirts. Die Praxis hat drei Angebote von verschiedenen Anbietern erhalten. Vergleichen und entscheiden Sie, bei wem gekauft wird.

### Fa. Praxis-Chic

Hose 30 €; Shirt 20 € zzgl. MwSt.

**Zahlungsbedingungen:**
2 % Skonto bei Zahlung innerhalb von 14 Tagen

**Lieferzeit:**
ca. 6–8 Wochen

**Lieferung:**
erfolgt ab 150 € frei Haus

### Fa. Dental Fashion

Hose 25 €; Shirt 25 € inkl. MwSt.

**Zahlungs- und Lieferbedingungen:**
Bei einem Bestellwert von mindestens 500 € entstehen keine Versandgebühren.

Wenn Sie noch diese Woche bestellen, erhalten Sie 15 % Rabatt.

**Lieferzeit:** ca. 3 Wochen

### Fa. Gesundheitsmoden

Hose 22 €; Shirt 27 € zzgl. MwSt.

**Zahlungsbedingungen:**
3 % Skonto bei Zahlung innerhalb von 10 Tagen

Sie erhalten 12 % Mengenrabatt, wenn Sie mehr als 15 Teile von einem Artikel bestellen.

Porto und Verpackung betragen pauschal 10 €

**Lieferzeit:** ca. 10 Tage

| Anbieter | Fa. Praxis-Chic | | Fa. Dental Fashion | | Fa. Gesundheitsmoden | |
|---|---|---|---|---|---|---|
| Preise in € | Stückpreis | Gesamtpreis | Stückpreis | Gesamtpreis | Stückpreis | Gesamtpreis |
| ____ Hosen | | | | | | |
| ____ Shirts | | | | | | |
| Zwischensumme | | | | | | |
| − Rabatt | | | | | | |
| = Zieleinkaufspreis | | | | | | |
| − Skonto | | | | | | |
| = Bareinkaufspreis | | | | | | |
| + Bezugskosten | | | | | | |
| = Bezugspreis | | | | | | |
| + 19 % MwSt. | | | | | | |
| Endpreis in € | | | | | | |

## AB 2: Raus aus der Komfortzone – Nachhaltigkeit

**AB 2**

**1.** Die Sozial- und Personalräume der Zahnarztpraxis Dentoschön werden renoviert und mit neuen Geräten (Kühlschrank, Waschmaschine, Wäschetrockner usw.) ausgestattet. Welche Gesichtspunkte könnten neben dem Preis beim Kauf eine Rolle spielen? Denken Sie dabei auch an das Thema Nachhaltigkeit!

_____

_____

_____

**2.** Wie erkennen Sie vor dem Kauf das sparsamste Gerät?

_____

**3.** In der Praxis Dentoschön ist an den alten Geräten, die jetzt ausgemustert werden, noch dieses EU-Energielabel angebracht. Bis 2021 war A+++ bei allen Haushaltsgeräten die beste Effizienzklasse. Im neuen EU-Energielabel ist die Kennzeichnung vereinfacht und die sparsamsten Geräte sind in der dunkelgrünen Effizienzklasse A zu finden.
Die neue Waschmaschine, die eventuell gekauft werden soll, trägt das unten abgebildete neue EU-Energielabel. Welche Informationen entnehmen Sie dem Label? Tragen Sie die Ziffern an der richtigen Stelle ein.

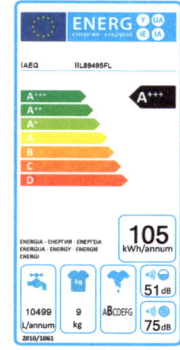

- Dauer des „ECO" Programms
- Stromverbrauch pro 100 Wäschen im ECO Programm.
- Energieeffizienzklasse
- Füllmenge in kg
- Wasserverbrauch
- Lautstärke
- Schleuderwirkungsklasse
- QR-Code für weitere Produktinformationen

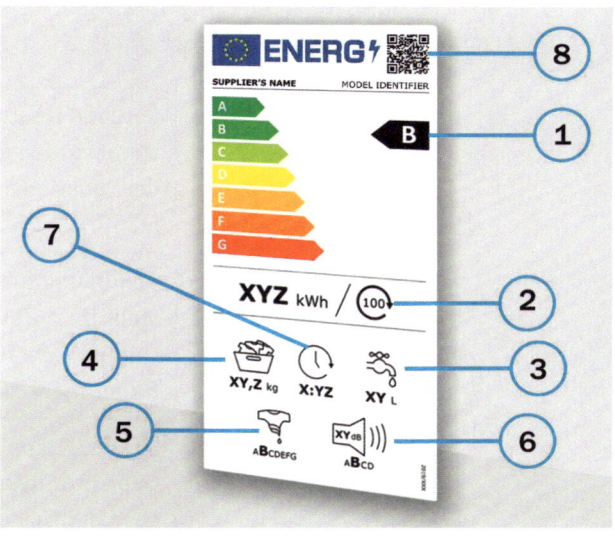

## AB 2: Raus aus der Komfortzone – Nachhaltigkeit

**4.** Aus Nachhaltigkeitsgründen möchte die Zahnarztpraxis „Dentoschön" soweit es geht auf Papier verzichten und auf Tablets, E-Mail, SMS und Videos umstellen. Dazu müssen entsprechende Geräte angeschafft werden. Das Angebot ist sehr vielfältig. Welche Institutionen könnten der Praxis helfen herauszufinden, welche Geräte am ehesten für die Praxis geeignet sind.

_____
_____
_____
_____

**5.** Viele Händler werben mit Kundenrezensionen. Warum sollte sich die Praxis eher an den Bewertungen der Verbraucherzentralen oder der Stiftung Warentest orientieren, wenn sie Auskünfte über anzuschaffende Produkte erhalten will?

_____
_____
_____
_____
_____

**6.** Ein wesentlicher Aspekt beim Thema „Nachhaltigkeit" sind Langlebigkeit und Sicherheit. Elektrische und elektronische Geräte tragen Zeichen, die einen bestimmten Sicherheitsstandard versprechen. Ordnen Sie zu, um welche Zeichen es geht, indem Sie die Kästen miteinander verbinden.

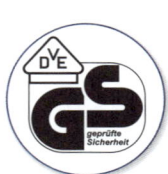

Verband Deutscher Elektrotechniker: Elektrogeräte mit diesem Prüfzeichen wurden geprüft und entsprechen den Anforderungen im Bereich der Funktionsfähigkeit und elektrischen Sicherheit.

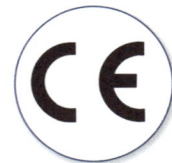

Abkürzung für „Deutsches Institut für Normung e. V.":
steht für die Einhaltung bestimmter Normen wie z. B. bei Abmessungen (Schrauben, Papier), Qualitätsmerkmalen, Sicherheitsanforderungen usw.

Geprüfte Sicherheit: technische Geräte mit dem GS-Zeichen entsprechen den Sicherheitsanforderungen des Produktsicherheitsgesetzes. Dieses Zeichen gibt es nur im Zusammenhang mit der prüfenden Stelle, also z. B. VDE oder TÜV.

Communautés Européennes (Europäische Gemeinschaften): Diese Kennzeichnung wird für Konsumgüter und technische Produkte eingeführt, die auf den Markt kommen. Sie müssen den in europäischen Richtlinien festgelegten Mindestanforderungen an die Sicherheit entsprechen.

## AB 3: Wer Rechte hat, der hat auch Pflichten – der Kaufvertrag

**AB 3**

**1.** Erklären Sie die folgenden Situationen, indem Sie Kästchen und die Sprechblasen beschriften.

**a.** Zahnarzt Dr. Sommer bietet seinem Assistenzarzt Dr. Winter an, seine moderne und voll eingerichtete Praxis für 350.000 € zu erwerben. Dr. Winter freut sich über das Angebot und stimmt zu.

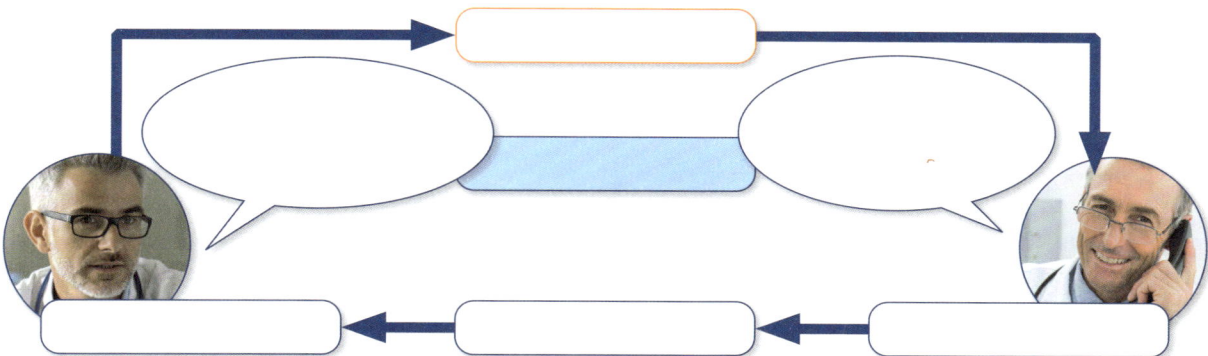

**b.** Zahnarzt Dr. Winter kauft nach Übernahme der Praxis als Einstandsgeschenk für das Team einen Kaffeevollautomaten bei einem Versandhändler.

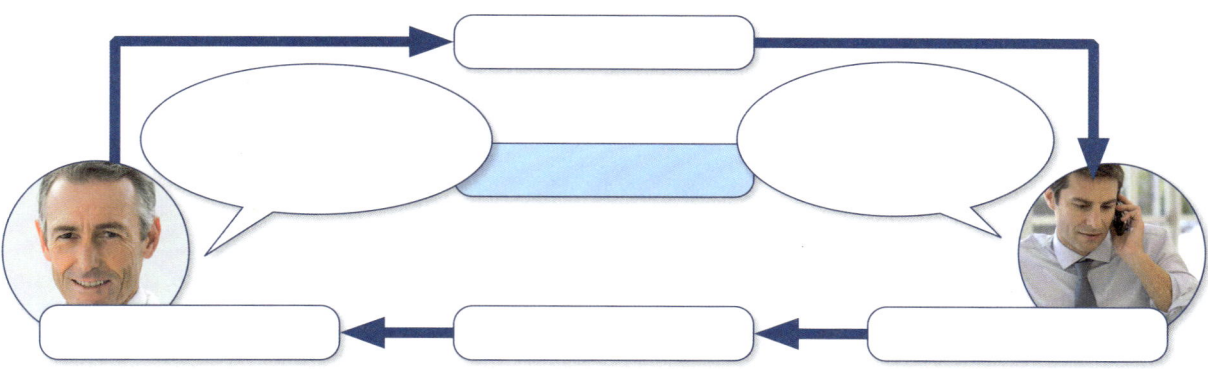

**2.** Markieren Sie die Rechte, die durch den Abschluss eines Kaufvertrags entstehen, farbig. Die Rechte des Käufers / Pflichten des Verkäufers in gelb, die Rechte des Verkäufers / Pflichten des Käufers in blau.

- Übereignung der Ware
- Annahme der Ware
- Korrekte Lieferung und Übereignung der Ware
- Übernahme der Kosten für die Verpackung
- Annahme des vereinbarten Zahlungsmittels
- Übernahme der Kosten für die Beförderung
- Zahlung des Kaufpreises

**3.** Entscheiden Sie, welche Kaufvertragsart nach der rechtlichen Stellung im Folgenden vorliegt.

**a.** Der Hersteller von Einmalhandschuhen verkauft an ein Dentaldepot 5.000 Pakete Einmalhandschuhe:

**b.** Die ZFA Andrea kauft Brötchen für die gemeinsame Frühstückspause in der Praxis:

**c.** Zahnarzt Dr. Brandt kauft in einem Dentaldepot fünf neue Winkelstücke:

**d.** Die ZFA Petra verkauft ihrer Kollegin ihr E-Bike:

## AB 3: Wer Rechte hat, der hat auch Pflichten – der Kaufvertrag

**4.** Ordnen Sie den blau hinterlegten Begriffen die passenden Beispiele und Erklärungen durch Einsetzen der Kennbuchstaben zu.

Begriffe:
1. Ratenkauf
2. Kauf nach Probe
3. Kauf auf Probe
4. Kauf zur Probe
5. Kauf an der Haustür
6. Fixkauf
7. Kauf als Fernabsatzvertrag
8. Kauf auf Abruf

Beispiele und Erklärungen:

- Zahnarzt Dr. Bruhn kauft eine neue Behandlungseinheit. Er zahlt den ersten Teil der Kaufsumme bei Erhalt der Einheit, den zweiten Teil drei Monate später.
- ZFA Ute kauft in einem Onlineshop neue Schuhe.
- Dr. Winkler ist auf ein neues Füllmaterial aufmerksam geworden. Er möchte es erst ausprobieren, bevor er eine größere Menge bestellt.
- Der Verkäufer muss die Ware entsprechend einer bestimmten Probe liefern.
- Dr. Heinemann erhält eine Lupenbrille. Wenn er damit nicht zurechtkommt, kann er die Brille innerhalb von 14 Tagen zurückgeben, andernfalls behält und bezahlt er die Brille.
- Dr. Bauer möchte den Mengenrabatt für Vinylhandschuhe in Anspruch nehmen, obwohl er wenig Stauraum hat. Er hat 200 Pakete Handschuhe bezahlt, lässt sich aber nur zwei Mal die Woche jeweils zwei Pakete liefern.
- ZFA Regina kauft in der Wohnung einer Thermomixrepräsentatin ein entsprechendes Gerät.
- Kaufverträge, die zwischen den Vertragspartnern ohne körperliche Anwesenheit geschlossen werden. Der Käufer hat keine Möglichkeit, die Waren vor Vertragsschluss zu sehen und zu prüfen.
- Auf einer Messe hat Dr. Weigand eine Mundspüllösung ausprobiert. Er hat 15 Flaschen bestellt.
- Kauf mit fester Lieferterminzusage.
- Es gilt eine Vereinbarung zwischen Gläubiger und Schuldner auf Begleichung der Schulden mittels festgelegter Teilbeträge.
- Am 15.10.xx wird das neue Reinigungs- und Desinfektionsgerät geliefert.
- Der Käufer bezieht kleine Mengen einer Ware zum Testen. Er hat dem Verkäufer gesagt, dass er mehr bestellen wird, wenn ihm die Ware gefällt.
- Der Käufer hat eine größere Menge an Waren gekauft, erhält den Mengenrabatt und ruft nach Bedarf nur in Teilmengen beim Verkäufer ab.
- Verträge, welche vor oder in der privaten Wohnung, am Arbeitsplatz, auf der Straße, in öffentlichen Verkehrsmitteln oder bei Freizeitveranstaltungen geschlossen werden.
- Der Käufer kann die Ware zurückgeben, wenn sie ihm nicht gefällt, und erhält den Kaufpreis zurück.

**5.**

**a.** Was versteht man unter „Eigentumsvorbehalt"? Benutzen Sie bei der Erklärung die Begriffe „Besitzer" und „Eigentümer".

_____

_____

**b.** Welche rechtlichen Folgen kann der Eigentumsvorbehalt haben?

_____

_____

## AB 4: Wenn zwei nicht einer Meinung sind

**1.** Kommen Käufer oder Verkäufer ihren Pflichten bei der Erfüllung eines Kaufvertrags nicht nach, dann spricht man von einer ...

*Als Hilfe – die einzelnen Buchstaben des Lösungswortes:*
t a e g f K s r v s a r u t r g u ö n

**2.** Welche Arten von Pflichtverletzungen hinsichtlich eines Kaufvertrages sind möglich? Unterscheiden Sie dabei Käuferseite und Verkäuferseite.

**a.** Nennen Sie drei Pflichtverletzungen, die der Verkäufer zu verantworten hat.

**b.** Nennen Sie zwei Pflichtverletzungen, die der Käufer zu verantworten hat.

**3.** Entspricht die gekaufte Ware nicht der vereinbarten Beschaffenheit, dann liegt ein __ __ __ __ __ __ __ __ __ __ vor.

**4.** Ordnen Sie die unterschiedlichen Sachmängel den Beispielen zu, indem Sie die richtigen Kennziffern eintragen.

| | |
|---|---|
| 1 | zu wenig geliefert |
| 2 | Montagemangel |
| 3 | fehlerhafte Ware |
| 4 | schlechte Qualität |
| 5 | Rechtsmangel |
| 6 | nicht eingehaltene Werbeaussage |
| 7 | falsche Ware |

Das neue Ultraschallgerät funktioniert nicht.

Die Abformmasse klumpt beim Anrühren.

Zahnarzt Dr. Winkler hat einen zerlegbaren Aktenschrank gekauft. Eine Anleitung zum Aufbauen fehlt.

Es wurden 200 Röntgenfilme bestellt, aber nur 150 geliefert.

Es waren rosa Karteikarten bestellt, aber es wurden blaue geliefert.

Das Reinigungs- und Desinfektionsgerät verbraucht 60 % mehr Wasser als im Katalog angegeben.

ZFA Petra kauft ein Auto. Es stellt sich heraus, dass das Auto gestohlen war.

## AB 4: Wenn zwei nicht einer Meinung sind

**5.** Lösen Sie das Rätsel. Das senkrechte Lösungswort ist ein anderes Wort für „Gewährleistung". (ü = ue usw.)

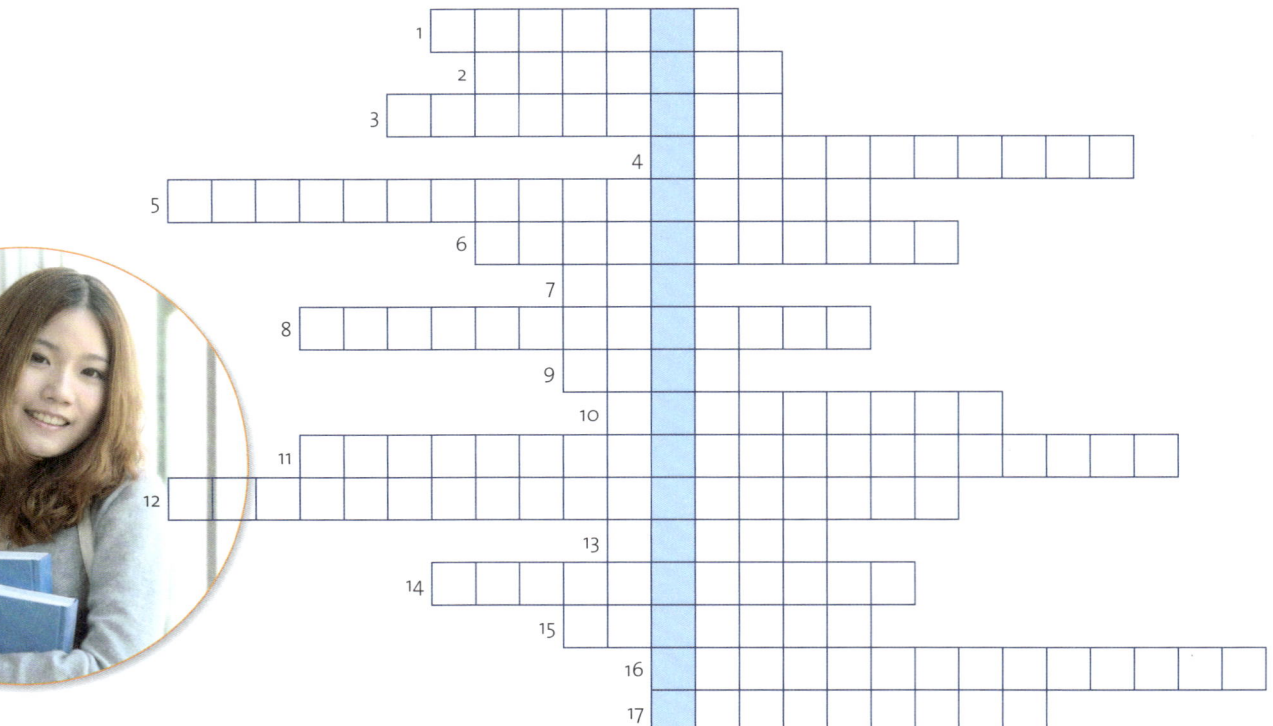

1 Bezeichnet den Rückgriff eines Schadensersatzpflichtigen auf einen Dritten.
2 Wie nennt man ungebrauchte Dinge, die verkauft werden sollen?
3 Ein Mangel, der nicht sofort erkannt werden kann, ist ...
4 Ein Rechtsgeschäft, das Unternehmen untereinander abschließen.
5 Im Streitfall muss nicht der Käufer beweisen, dass das Produkt Mängel hatte, sondern der Verkäufer muss beweisen, dass das Produkt bei der Übergabe mängelfrei war. Wie nennt man diese Regelung?
6 Wie heißt ein Kauf, wenn Käufer und Verkäufer nicht am selben Ort wohnen oder ihr Geschäft nicht im selben Ort haben?
7 Auf wie viele Jahre kann der Verkäufer beim Handelskauf lt. AGB die Gewährleistung für neue Sachen herabsetzen?
8 Wann muss ein Händler beim Handelskauf einen offenen Mangel rügen?
9 Wie viele Jahre muss der Verkäufer normalerweise für neue Produkte haften?
10 Wie heißt ein Kauf, wenn Käufer und Verkäufer am selben Ort wohnen oder ihr Geschäft haben?
11 Wie nennt sich der Verkauf einer beweglichen Sache durch einen Kaufmann (Unternehmer) an einen Verbraucher (Privatmann)?
12 Wie wird die Gewährleistung genannt, wenn sich der Hersteller verpflichtet, für eine bestimmte Zeit für Fabrikationsfehler zu haften?
13 Wie wird ein Mangel genannt, der offensichtlich ist?
14 Eine natürliche Person, die ein Rechtsgeschäft abschließt, das nicht gewerblichen Zwecken dient.
15 Was muss ein Händler unverzüglich mit der Ware tun, die er von einem anderen Händler erhalten hat?
16 Wie lautet der Oberbegriff für Reparatur oder Ersatzlieferung?
17 Second-Hand-Ware ist ...

Lösungswort:

## AB 4: Wenn zwei nicht einer Meinung sind

**6.** Prüfen Sie, ob und wie lange der Verkäufer in den genannten Fällen für Sachmängel haften muss.

| Beispiel | Muss der Verkäufer haften, wenn er den für sich günstigsten Fall ausgehandelt hat? | Dauer der Gewährleistung |
|---|---|---|
| Zahnarzt Dr. Walter kauft mehrere neue Scaler und Küretten. Nach sechs Monaten sind die Instrumente stumpf. | | |
| Zahnärztin Dr. Schlote kauft für die Praxis einen neuen Monitor. Nach 7 Monaten hat der Monitor einen Kurzschluss verursacht und ist kaputt. | | |
| ZFA Mia kauft bei einem Secondhand-Händler einen generalüberholten Laptop. Nach eineinhalb Jahren lässt sich der Akku nicht mehr aufladen. | | |
| Ein Dentaldepot bekommt mehrere Beschwerden von Zahnärzten, dass die Lichter von bestimmten Winkelstücken innerhalb kurzer Zeit kaputt sind. Das Dentaldepot will den Lieferanten in Regress nehmen. | | |

**7.** Welche Rechte hat ein Käufer bei mangelhafter Lieferung? Erläutern Sie jeden Begriff stichwortartig mit einem Beispiel.

| Recht des Käufers | Beispiel |
|---|---|
| Ersatzlieferung | |
| Nachbesserung | |
| Preisminderung | |
| Rücktritt | |
| Schadenersatz | |

## AB 4: Wenn zwei nicht einer Meinung sind

**8.** Zahnärztin Dr. Sommer bestellt bei der Firma Illumi eine neue LED-Dentalleuchte. Als die Leuchte angebracht und eingeschaltet ist wird deutlich, dass das Licht zu wenig hell ist und einige der LEDs nicht funktionieren. Nutzen Sie unterstützend das BGB § 434 – § 476.

a. Was sollte Dr. Sommer tun bzw. welche Rechte hat sie?

b. Welche Kosten könnten nun entstehen und wer übernimmt die Kosten?

c. Eine neue Leuchte wird an die Praxis geliefert. Diese Leuchte zeigt jedoch das gleiche Problem wie die erste. Dr. Sommer ist sehr enttäuscht, jetzt will sie ihr Geld zurück – und zwar sofort. Überprüfen Sie die Rechtslage.

d. Es ist kaum zu glauben, aber die zweite Ersatzleuchte ist wiederum defekt. Dr. Sommer hat jetzt keine Geduld mehr, zumal der ganze Ärger den Praxisablauf stört und sie zurzeit statt in drei Zimmern nur in zwei Behandlungsräumen behandeln kann. Welche nächsten Schritte kann sie einleiten?

**9.** Bei Annahmeverzug des Käufers hat der Verkäufer grundsätzlich ein Recht auf Schadenersatz. Darüber hinaus kann er wählen, ob er
(a) auf Abnahme der Ware klagt,
(b) die Ware versteigert oder den Notverkauf wählt,
(c) vom Vertrag zurücktritt.

Überlegen Sie, welche Maßnahme in den folgenden Fällen angemessen wäre und ordnen Sie die dazugehörigen Kennbuchstaben (a, b oder c) zu.

> Frau Wuchtig lässt sich von Zahnarzt Dr. Ahlers eine Bleachingschiene für 500 € anfertigen. Als die Schiene zur Abholung bereitliegt, hat sie es sich anders überlegt und ist der Meinung, dass ihre Zähne weiß genug sind. Wie reagiert der Zahnarzt?

> Zahnarzt Dr. Willig hat 25-jähriges Praxisjubiläum. Er erwartet viele Gäste und hat bei einem Partyservice das Buffet bestellt. Vor lauter Aufregung erleidet er zwei Stunden vor der Feier einen Herzinfarkt. Die Gäste werden ausgeladen, das Büffet abbestellt. Wie reagiert der Caterer?

## AB 4: Wenn zwei nicht einer Meinung sind

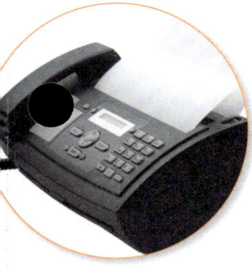

**10.** Zahnarzt Dr. Brandt hat ein Faxgerät bei der Firma Medimarket zum Sonderpreis von 299 € zur Lieferung innerhalb von vier Wochen bestellt. Fünf Wochen sind vergangen, das Faxgerät ist noch nicht geliefert. In der Zwischenzeit hat er mehrmals bei Medimarket angerufen; immer wieder wurde er vertröstet. Nun sind zwei Monate vergangen, er hat immer noch kein Faxgerät, dafür hat er bei der Firma Maximarket das gleiche Faxgerät für 255 € gesehen. „Ich hatte Kosten und Mühen, trotzdem ist es gut, dass Medimarket noch nicht geliefert hat", sagt Dr. Brandt.

**a.** Wann beginnt der Lieferverzug in diesem Fall?

_____

_____

**b.** Wann hätte der Verzug bei einem Fixkauf begonnen und welchen Vorteil hätte Dr. Brandt gehabt?

_____

_____

**c.** Was will man durch die Nachfrist erreichen?

_____

_____

**d.** Dr. Brandt ist zufrieden. Der Firma Medimarket ist es nicht gelungen, das Faxgerät innerhalb der Nachfrist zu liefern. Was kann er jetzt tun?

_____

_____

**11.** Untersuchen Sie den geschilderten Fall auf Fehler. Markieren und nummerieren Sie die vier Fehler und berichtigen Sie diese anschließend.

Die Praxis Dr. Brandt hat am 15.06.20xx 20 Packungen Einmalkanülen zum Preis von insgesamt 199 m erhalten; die Rechnung, in der kein Zahlungsziel angegeben war, lag dem Päckchen bei. Am 20.07.20xx erhält die Praxis eine Mahnung, in der es heißt, dass die Praxis automatisch in Zahlungsverzug gekommen sei, weil sie nicht innerhalb von 30 Tagen gezahlt habe. Das Dentaldepot setzt der Praxis eine Nachfrist von einer Woche. Dr. Müller sagt zu seiner Verwaltungsassistentin: „Wir machen jetzt erst mal Betriebsferien, das hat Zeit, denn der eigentliche Zahlungsverzug beginnt erst nach der zweiten Mahnung. Als Dr. Brandt nach seinem Urlaub die Praxispost bearbeitet, findet er ein Schreiben des Dentaldepots. Die Firma verlangt die Zahlung der 199 m zuzüglich Zinsen und Bearbeitungsgebühr. Insgesamt soll Dr. Brandt nun 226 m zahlen. Der verärgerte Dr. Brandt sagt: „Das entscheide immer noch ich, wie es weitergeht." Dr. Brandt ruft bei seinem Vertragspartner an und sagt, er habe kein Interesse mehr an den Kanülen, weil er einen preiswerteren Anbieter gefunden habe. Der Karton sei zwar schon geöffnet, aber noch vollständig. Er wolle jetzt die Kanülen zurückschicken und damit seien sie quitt.

_____

_____

_____

_____

## AB 4: Wenn zwei nicht einer Meinung sind

**12.** Wofür steht die Abkürzung AGB und welchen Vorteil bieten die AGB?

_____
_____
_____

**13.** Welche Aussagen zu den AGB treffen zu?

○ Weil sie als „das Kleingedruckte" bezeichnet werden, sind AGB ohne Lupe nicht lesbar.
○ Unangemessen lange Lieferfristen dürfen nicht Inhalt der AGB sein.
○ Bei Sachmängeln gelten grundsätzlich die Inhalte der AGB und nicht die des BGB.
○ In den AGB dürfen verkürzte Gewährleistungszeiten vereinbart werden.
○ Überraschende Klauseln in den AGB sind zulässig.
○ AGB sind immer automatisch Vertragsbestandteil.
○ Das BGB soll die Kunden vor Benachteiligung durch die AGB schützen.

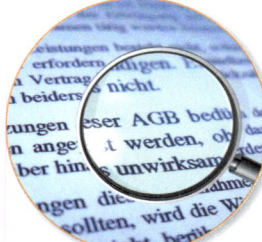

**14.** Welche Rechte haben die Geschädigten bei Kaufvertragsstörungen? Ergänzen Sie die Schaubilder.

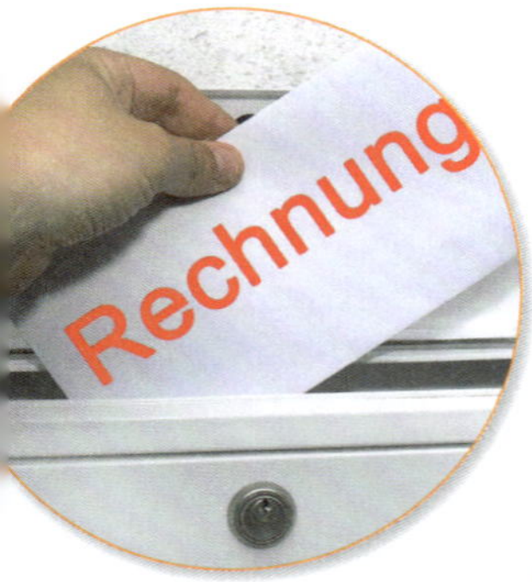

[ ]

Rechte des Verkäufers

[ ]

ohne Nachfristsetzung | [ ]

[ ] | Rücktritt vom Vertrag, Rücknahme der Ware und ggf. Schadenersatz

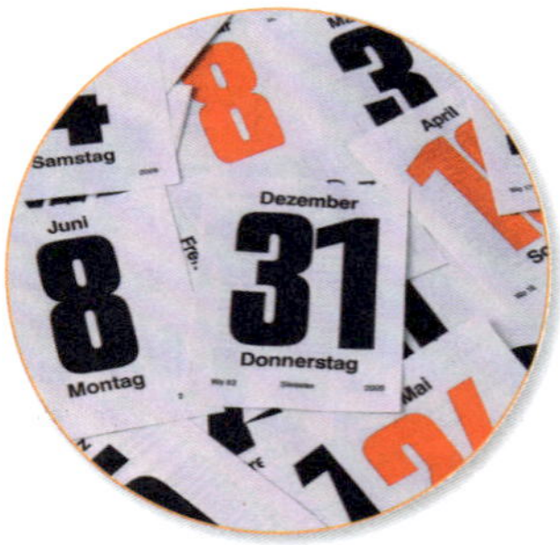

Lieferverzug

[ ]

Der Käufer kann wählen

[ ] | nach Verstreichen der Nachfrist

Verlangen der Lieferung und ggf. Schadenersatz verlangen | [ ]

## AB 5: Nicht zu viel und nicht zu wenig! – Grundsätze der Lagerhaltung

**1.** Nennen Sie bitte vier Vorteile und vier Nachteile einer umfangreichen Lagerhaltung.

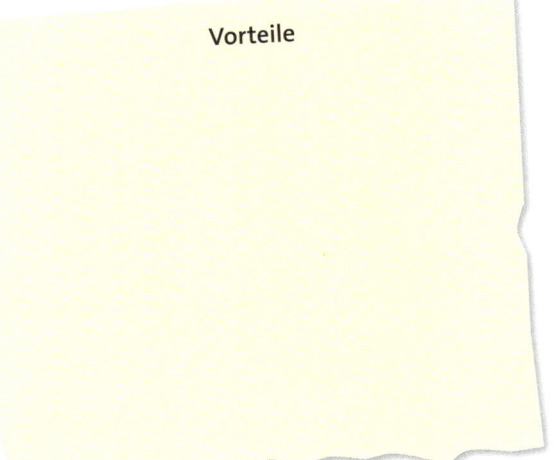
Vorteile

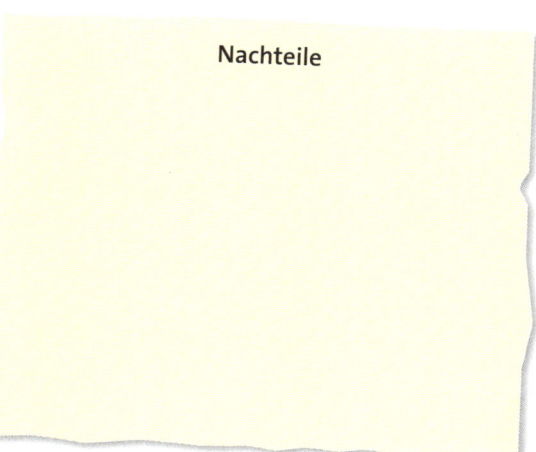
Nachteile

**2.** Eine ZFA bestellt bei einem Dentaldepot Silikonabformmaterial. Eine 900-ml-Dose kostet 31,82 €. Um die Kosten der Lagerhaltung zu berücksichtigen, erhebt die Praxis bei der Berechnung der Materialkosten für Silikonabformmaterial einen Lagerzuschlag von 15 % des Bezugspreises.
Mit wie viel Euro wird eine Dose berechnet?

**3.** Unterstreichen Sie im folgenden Text die Stellen, an denen sich die Zahnmedizinische Fachangestellte bei der Annahme einer Lieferung nicht korrekt verhält und formulieren Sie die richtige Handlungsweise.

Susi Sorglos ist allein in der Rezeption, die Sprechstunde beginnt erst in 15 Minuten.
Ein Lieferant bringt drei Kartons mit bestellten Waren in die Praxis. Susi will dem Lieferanten nicht zu viel Arbeit machen und quittiert die Lieferung deshalb einfach. Sie bringt die Kartons in das Lager. Dabei fällt ihr auf, dass die Unterseite eines Kartons eingerissen ist. „Na ja, kann ja mal passieren," denkt sie sich, unternimmt aber nichts weiter.
Im Lager öffnet sie einen Karton, den beiliegenden Zettel darin legt sie beiseite und beginnt mit dem Einsortieren der Lieferung. Sie schiebt die Restbestände nach hinten um Platz zu schaffen und räumt die neuangelieferten Waren davor ein. Wenig später wird sie von einer wenig begeisterten Kollegin gerufen, die einiges anzumerken hat.

## AB 5: Nicht zu viel und nicht zu wenig! – Grundsätze der Lagerhaltung

**4.** Was bedeuten die drei Begriffe im Zusammenhang mit der Bestellung neuer Materialien?

Mindestbestand:

Meldebestand:

Höchstbestand:

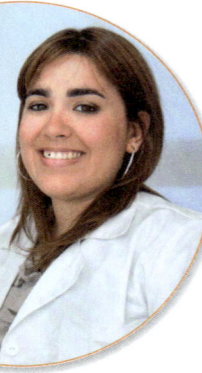

**5.** Das Team einer Zahnarztpraxis will die Lagerhaltung optimieren. Es war in letzter Zeit immer wieder zu Engpässen gekommen, einige andere Dinge waren wegen des Überschreitens der Haltbarkeit nicht mehr zu verwenden. Unter anderem ging es dabei um das Anästhetikum. Der Praxisinhaber legt fest, dass aus Kostengründen nicht mehr als 500 Ampullen gelagert werden sollen. Der Mindestbestand von 40 Stück soll nicht unterschritten werden. Das Team errechnet, dass an einem Tag im Durchschnitt zwanzig Ampullen verbraucht werden. Eine Lieferung neuer Ware dauert 3 Tage. Die Lieferung soll eintreffen, bevor der Mindestbestand angebrochen werden muss.
Wie hoch muss der Meldebestand sein?

**6.** Bei der Einlagerung von neu angeliefertem Material ist einiges zu beachten.
Markieren Sie Zusammengehörendes mit derselben Farbe.

- als solche gekennzeichnet sein.
- gehören in abschließbare Schränke und Schubladen.
- ist in einem besonders gekennzeichneten Bereich zu lagern.
- nach hinten bzw. unten gelegt.
- Temperaturempfindliche Materialien müssen …
- müssen in ein dafür vorgesehenes Buch eingetragen werden.
- Neue Artikel werden …
- Feuergefährliche Flüssigkeiten müssen …
- Materialien, die unter das Medizinprodukterecht-Durchführungsgesetz fallen …
- Steriles …
- Arzneimittel …
- in einem separaten Kühlschrank aufbewahrt werden.

## AB 6: „Money makes the world go around!" – Der Zahlungsverkehr

**1.** Ergänzen Sie bitte die Übersicht über die verschiedenen Zahlungsarten.

**Zahlungsmöglichkeiten**

- Barzahlung
- _____ (Nur einer (Zahler oder Empfänger) hat ein Konto.)
- _____

**Barzahlung:**
- _____
- Geldversand der Postbank
- Einschreibebrief
- Express-Brief

**Nur einer hat ein Konto:**
- Empfänger hat das Konto: Der zu zahlende Betrag wird in _____ eingezahlt und ein _____ ausgefüllt.
- Zahler hat das Konto: Empfänger erhält einen _____.

**Beide haben ein Konto:**
- Überweisung
- _____
- _____
- _____
- Zahlung mit Karten:
  – Girokarte / EC-Karte
  – _____
  – _____

**2.** Warum ist es wichtig, sich als Beweis der Zahlung einen Kassenbon oder eine Quittung aushändigen zu lassen?

Lernfeld 9

### AB 6: „Money makes the world go around!" – Der Zahlungsverkehr

**3.** Eine ZFA aus der Praxis von Dr. Harald Kaufmann kauft im Schreibwarenladen Jürgens in Hamburg am 12.07. dieses Jahres Druckerpatronen für die Praxis und bekommt dort eine Quittung ausgehändigt, an der ihr sofort etwas auffällt.

In welchen Feldern sind die Eintragungen nicht korrekt? Streichen Sie die falschen Eintragungen durch und schreiben Sie das Richtige daneben.

**Quittung**

| Nr. | EUR | 45 55 |
| --- | --- | --- |
| | inkl. 19 % MwSt./EUR | |

EUR in Worten: – fünfundvierzig –   Cent wie oben

von: Schreibwaren Jürgens

für: Zahnarztpraxis Dr. Kaufmann

dankend erhalten.

Ort/Datum: Hamburg, 12.07.20xx

Buchungsvermerke    Stempel/Unterschrift des Empfängers: Jürgens

---

**4.** Ergänzen Sie die Lücken im Text, indem Sie die eingekreisten Begriffe einfügen.
Achtung: Die Begriffe können zum Teil auch mehrmals benutzt werden.

Begriffe: Zahlschein, Barscheck, Geldinstitut, abgebucht, Konto, Bargeld, Einzahlungsquittung

Bei der halbbaren Zahlung sind sowohl ein Konto als auch _____ im Spiel. So kann der Zahler zur Begleichung einer Zahlungsverpflichtung Bargeld bei einem _____ einzahlen.

Dafür muss er einen _____ ausfüllen und er erhält eine _____.

Der Betrag wird dem Zahlungsempfänger auf seinem _____ gutgeschrieben.

Eine andere Möglichkeit – wenn auch etwas veraltet – der halbbaren Zahlung wäre, dass der Zahler einen _____ ausfüllt und diesen dem Zahlungsempfänger übergibt. Der Empfänger erhält gegen Vorlage des Schecks _____, der Betrag wird vom _____ des Zahlers _____.

## AB 6: „Money makes the world go around!" – Der Zahlungsverkehr

**5.** Welche Aussagen zum Girokonto sind nicht richtig? Streichen Sie die „falschen Kästchen" durch.

- Um ein Girokonto eröffnen zu können, muss man volljährig und geschäftsfähig sein.

- Durch eine Unterschrift bei der Eröffnung eines Girokontos wird die Bank ermächtigt, bei der Schufa Auskünfte über den Kontoinhaber einzuholen.

- Alle Geldinstitute führen Girokonten immer kostenlos, die Kontoinhaber müssen also keine Gebühren zahlen.

- Wenn Jugendliche mit dem Einverständnis ihrer Erziehungsberechtigten einen Ausbildungsvertrag unterzeichnen, können sie eigenständig ein Girokonto eröffnen.

- Auch jugendliche Kontoinhaber können grundsätzlich einen Kredit erhalten.

- Wenn ein Girokonto überzogen wird, muss man dafür Zinsen zahlen.

**6.** Eine Zahnärztin erhält von einer Versicherung das unten abgebildete Formular.

**Musterbank Hannover** — DE
Nur zur Verrechnung

Zahlen Sie gegen diesen Scheck
**achthundertzwanzig**
Betrag in Buchstaben

EUR | Betrag: Euro, Cent | 820,–

noch Betrag in Buchstaben
an **Dr. Simone Mahlfeldt, Stuttgart** oder Überbringer

**Hannover, 03.01.20xx**    XXXXXX
Ausstellungsort, Datum    Unterschrift des Ausstellers

Der vorgedruckte Schecktext darf nicht geändert oder gestrichen werden. Die Angaben einer Zahlungsfrist auf dem Scheck gilt als nicht geschrieben.

Scheck-Nr. | X | Konto-Nr. | X | Betrag | X | Bankleitzahl | X | Text

01

Bitte dieses Feld nicht beschriften und nicht bestempeln

**a.** Um was handelt es sich?

_____

**b.** Was muss damit geschehen, damit die Zahnärztin ihr Geld erhält?

_____
_____
_____
_____

handwerk-technik.de

## AB 6: „Money makes the world go around!" – Der Zahlungsverkehr

**7.** Bei der Zahlung mit der Girokarte gibt es das Electronic-Cash-Verfahren und das elektronische Lastschriftverfahren. Markieren Sie Zusammengehörendes mit jeweils der gleichen Farbe.

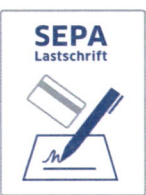

Überprüfung, ob das Konto gedeckt ist

POS

Händler trägt das Betrugsrisiko

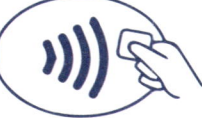

Empfänger hat Zahlungsgarantie

PIN

Unterschrift

kostengünstiger

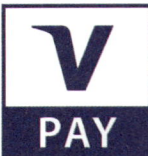

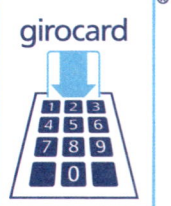

keine direkte Zahlung

elektronisches Lastschriftverfahren mit Einzugsermächtigung

Nicht ohne Risiko für den Käufer

Betrag wird innerhalb von Sekunden direkt vom Konto abgebucht

**8.** Girokarten und Kreditkarten sind weit verbreitete und bequeme Zahlungsmittel – aber leider hat schon so mancher eine böse Überraschung erlebt, weil Fremde mit seiner Karte eingekauft oder Bargeld abgehoben haben. Was können oder müssen Sie machen, um einen Missbrauch zu verhindern bzw. den Schaden so gering wie möglich zu halten? Lesen Sie zunächst im Anhang auf Seite 110 die Informationen zu diesem Thema (M8) und bearbeiten Sie dann die Aufgaben.

**a.** Sie haben eine neue Girokarte mit einer neuen PIN bekommen. Welche grundsätzlichen Vorsichtsmaßnahmen müssen Sie bezüglich Ihrer Karte und der PIN einhalten?

_____

_____

**b.** Wie verhalten Sie sich beim Abheben von Bargeld an Geldautomaten?

_____

**c.** Sie stellen fest, dass Ihre Girokarte weg ist. Was müssen Sie sofort veranlassen und wie gehen Sie dabei vor?

_____

## AB 6: „Money makes the world go around!" – Der Zahlungsverkehr

**9.** Daueraufträge und Lastschrifteinzugsverfahren kommen im bargeldlosen Zahlungsverkehr relativ häufig vor. Verbinden Sie die Aussagen mit der entsprechenden Art der Zahlung.

**Dauerauftrag**     **Lastschrifteinzugsverfahren**

| Dafür benötigt man ein Girokonto. | Bei fehlerhaften Abbuchungen kann man die Bank anweisen, den Betrag wieder zurückzubuchen. | Für die Zahlung von Beträgen, die immer die gleiche Höhe haben und regelmäßig an den gleichen Empfänger gezahlt werden. | Geeignet für sich wiederholende Zahlungen in unterschiedlicher Höhe. |

**10.** Wenn Sie in der Verwaltung einer Zahnarztpraxis tätig sind, müssen Sie häufig auch die Abwicklung verschiedener Zahlungsvorgänge übernehmen. Was ist dann zu tun? Setzen Sie die entsprechenden Ziffern der Zahlungsvorgänge in die kleinen Kreise.

1 = Dauerauftrag ändern | 2 = Einzugsermächtigung widerrufen | 3 = Überweisung ausfüllen | 4 = neuen Dauerauftrag anlegen | 5 = neue Einzugsermächtigung erteilen

- Miete für die Praxisräume wurde erhöht.
- Rechnung des Dentaldepots für die letzte Lieferung bezahlen.
- Netzbetreiber für das Praxistelefon wurde gewechselt.
- Stromanbieter wurde gewechselt.
- Rechnung eines Malerbetriebes begleichen.
- Der Chef hat eine Garage angemietet – Zahlung der monatlichen Miete veranlassen.
- Zahlung des neuen Abonnements für die Zeitschriften im Wartezimmer veranlassen.

## AB 7: Sicher, schnell und bequem – moderne Bankdienste

**AB 7**

**1.** Welche Funktion können Sie nutzen, wenn Sie dieses Logo sehen?

_____

_____

_____

**2.** Welche technischen Voraussetzungen müssen gegeben sein, damit Sie mit Ihrem Smartphone im Einzelhandel kontaktlos bezahlen können.

_____

_____

_____

_____

**3.** Kreuzen Sie an, welche Aussagen für die Kreditkarte bzw. für die Debitkarte, gegebenenfalls für beide Karten, gelten.

| Eigenschaften | Debit-karte | Kredit-karte |
| --- | --- | --- |
| … bieten den Kunden weitere Vorteile, wie z. B. Versicherungspakete oder andere Serviceleistungen. | | |
| Haben häufig eine NFC-Funktion (zu erkennen am NFC-Logo auf der Karte). | | |
| … wird in der Regel kostenlos zum Girokonto ausgegeben. | | |
| … ist in der Regel gebührenpflichtig | | |
| Die Zahlung erfolgt sofort | | |
| Zahlungen werden einmal monatlich abgerechnet. | | |
| … werden im außereuropäischen Ausland nicht immer akzeptiert. | | |
| Man kann damit an Geldautomaten Bargeld abheben. | | |

**4.** Was verbirgt sich hinter den folgenden Abkürzungen? Ergänzen Sie.

P _____   E _____

I _____   L _____

N _____   V _____

T _____   P _____

A _____   O _____

N _____   S _____

## AB 7: Sicher, schnell und bequem – moderne Bankdienste

**5.** Onlinebanking ist praktisch, zeitsparend und einfach. Nennen Sie Beispiele für Bankgeschäfte, die Sie digital rund um die Uhr tätigen können.

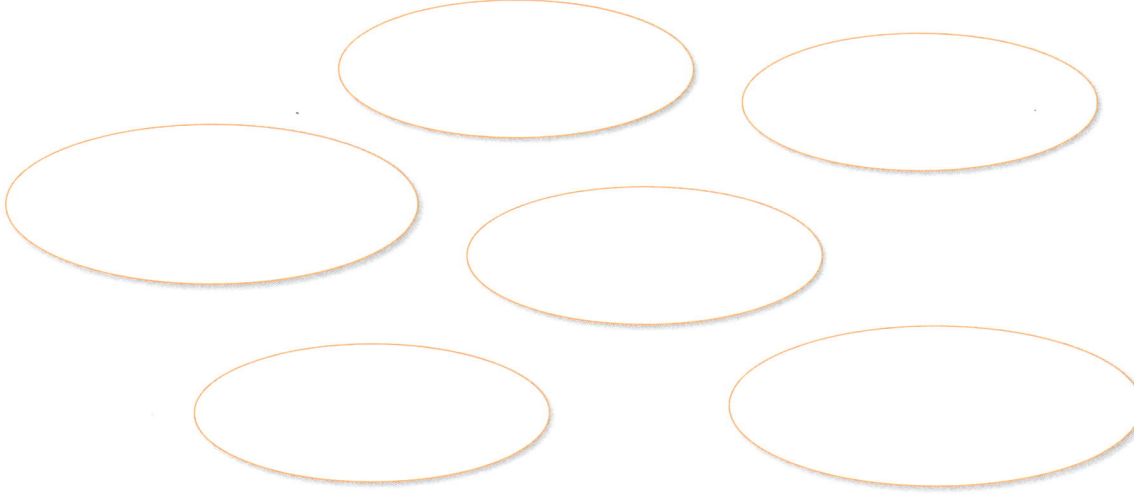

**6.** Nennen Sie Endgeräte, die sich für das Onlinebanking eignen.

_____

**7.** Beim **chipTAN-Verfahren** ist ein zusätzliches Gerät, der TAN-Generator, nötig.
Beim **mobileTAN-Verfahren** wird die TAN über das Handy verschickt. Dieses Verfahren ist nicht sehr sicher. Für das **pushTAN-Verfahren** wird neben dem Smartphone auch die entsprechende App benötigt. Welche TAN-Verfahren sind abgebildet? Ordnen Sie zu!

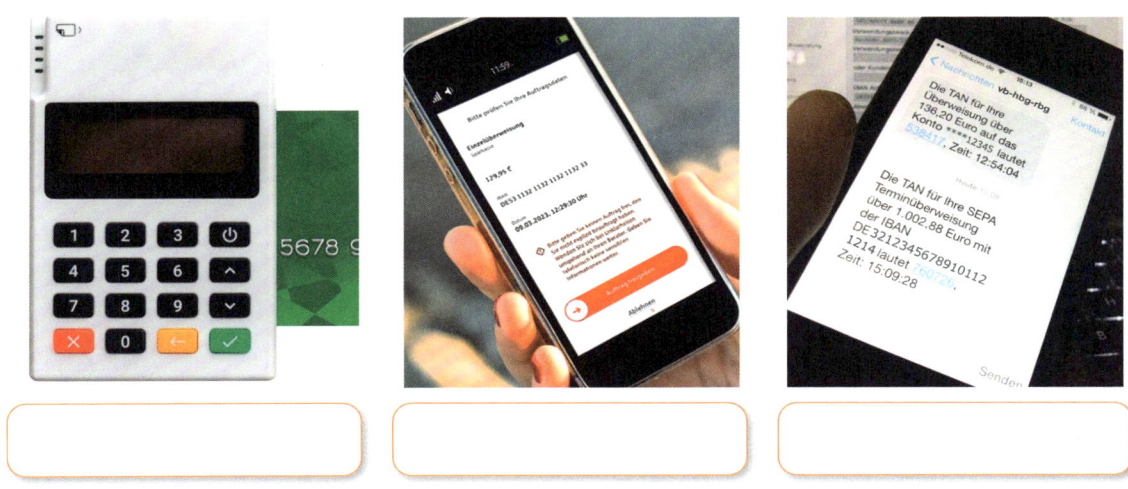

**8.** ZFA Ute möchte auf das Onlinebanking umsteigen und überlegt, wie sie sich ihre TAN am besten merken kann, damit sie sie bei der nächsten Transaktion nicht wieder vergessen hat. Nehmen Sie Stellung.

_____

## AB 7: Sicher, schnell und bequem – moderne Bankdienste

**9.** So funktionieren Bezahldienste (z. B. PayPal).
Welche Begriffe passen nicht in die Reihe. Streichen Sie diese.

- Name – E-Mail-Adresse – Sternzeichen – Bankverbindung
- Schufa – Konto freigeben – Gutschrift – Zahlencode
- Shoppen – Online-Händler – Überweisungsträger ausfüllen – Zahlung bestätigen
- Retoure – Erstattung – Gebühren – PayPal-Käuferschutz
- Virtuelles Konto – monatliche Abbuchung – keine Kontonummer – Zwischenhändler

**10.** Ergänzen Sie das Struktogramm zu Bezahldienstunternehmen auf Grundlage der unten dargestellten Situation mit folgenden Begriffen:

bucht 35,95 € von Hatices Konto ab | informiert | Internetbestellung | zahlt 35,95 € | Buch wird geliefert

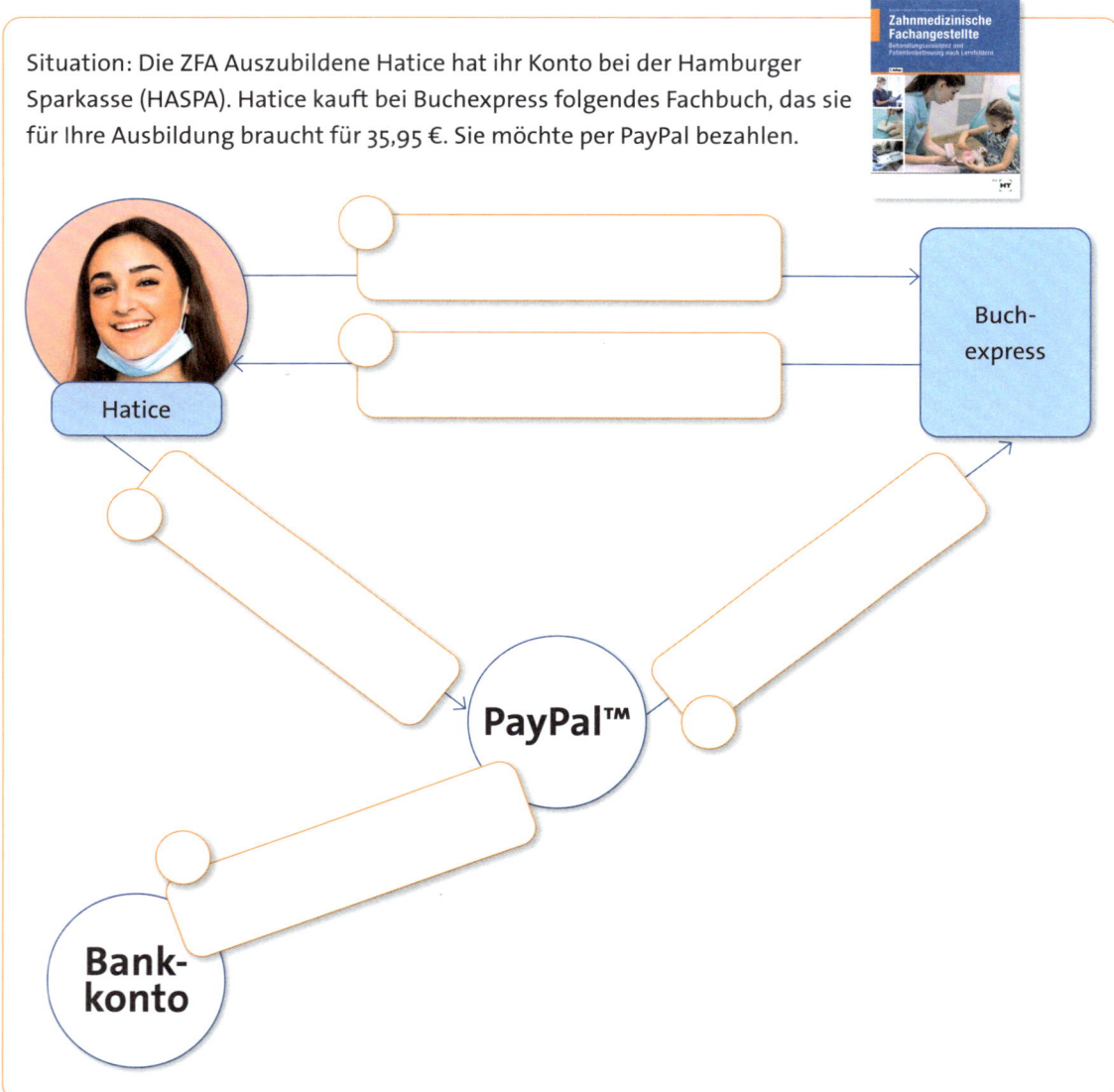

Situation: Die ZFA Auszubildene Hatice hat ihr Konto bei der Hamburger Sparkasse (HASPA). Hatice kauft bei Buchexpress folgendes Fachbuch, das sie für Ihre Ausbildung braucht für 35,95 €. Sie möchte per PayPal bezahlen.

**11.** Welchen Service kann Hatice in Anspruch nehmen, wenn das Buch nicht bei ihr ankommt?

_____
_____

# AB 8: Fachworttrainer

**1.** Finden und markieren Sie die 14 im Rätselfeld versteckten Fachbegriffe aus Lernfeld 9.

|   | A | B | C | D | E | F | G | H | I | J | K | L | M | N | O | P | Q | R | S | T | U |
|---|---|---|---|---|---|---|---|---|---|---|---|---|---|---|---|---|---|---|---|---|---|
| 1 | V | D | W | E | S | T | E | R | W | A | K | R | E | D | I | T | K | A | R | T | E |
| 2 | L | G | I | R | O | K | A | R | T | E | J | I | X | W | P | D | S | D | R | T | T |
| 3 | L | O | B | H | U | D | Z | E | D | Y | U | I | P | B | T | U | Ü | S | O | R | Q |
| 4 | B | E | M | S | O | H | R | E | U | B | B | B | R | A | E | E | D | P | R | I | X |
| 5 | B | A | R | G | E | L | D | L | O | S | E | S | E | S | E | Q | M | E | A | A | N | P |
| 6 | K | C | J | Ö | C | Ü | B | E | R | W | E | I | S | U | N | G | N | R | A | I | N |
| 7 | V | E | R | R | E | C | H | N | U | N | G | S | S | C | H | E | C | K | G | B | T |
| 8 | Z | A | H | L | S | C | H | E | I | N | N | R | B | G | R | K | F | A | R | A | W |
| 9 | T | R | A | G | F | E | D | Z | G | E | T | G | R | Ä | X | S | D | S | T | R | N |
| 10 | B | A | R | Z | A | H | L | U | N | G | E | R | I | S | E | R | F | S | Z | S | I |
| 11 | B | U | N | T | R | E | I | S | E | S | C | H | E | C | K | F | D | E | R | C | E |
| 12 | F | A | Q | O | I | D | A | U | E | R | A | U | F | T | R | A | G | T | R | H | V |
| 13 | I | B | B | R | U | G | F | R | H | J | T | H | A | D | D | M | O | D | E | E | F |
| 14 | B | I | L | A | S | T | S | C | H | R | I | F | T | Q | W | E | R | T | Z | C | I |
| 15 | H | O | M | E | B | A | N | K | I | N | G | D | X | H | Y | Q | E | R | T | K | G |

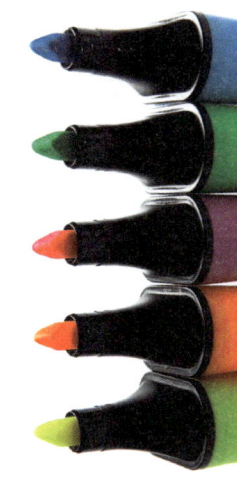

**2.** Ordnen Sie die gefundenen Wörter den dazugehörigen Erklärungen zu.

- Die Bank wird beauftragt, regelmäßig gleiche Beträge an einen bestimmten Empfänger zu überweisen.
- Aus der Mode gekommenes Wertpapier. Der Überbringer bekommt gegen Vorlage Bargeld ausgezahlt.
- Tätigen einer Zahlung ohne Münzen oder Geldscheine.
- Zahlung mit Geld, das man sehen und anfassen kann.
- Ein weltweit akzeptiertes, sicheres Zahlungsmittel.
- Käufer zahlt bar auf das Konto des Verkäufers.
- Zahlungsempfänger veranlasst die Übertragung eines Geldbetrages auf sein Konto.
- Das Abwickeln von Bankgeschäften mittels Telefon, Fax oder Computer.
- Eine weltweit einsetzbare Karte zur Zahlung von Waren und Dienstleistungen.
- Bei diesem Wertpapier wird der Betrag dem Konto des Inhabers gutgeschrieben.
- Der Nachfolger der auslaufenden EC-Karte.
- Früher wurde diese Versendungsform Eilbrief genannt.
- Kreditinstitut in besonderer Trägerschaft.
- Übertragung von Geld von einem Konto zu einem anderen Konto. Veranlasser ist der Zahler.

Lernfeld 9

## AB 8: Fachworttrainer

**3.** Gesucht werden Begriffe rund um den Kaufvertrag. Die Zahlen und Umschreibungen sollen Ihnen helfen, den richtigen Begriff zu finden. Eine Zahl steht immer für den gleichen Buchstaben.

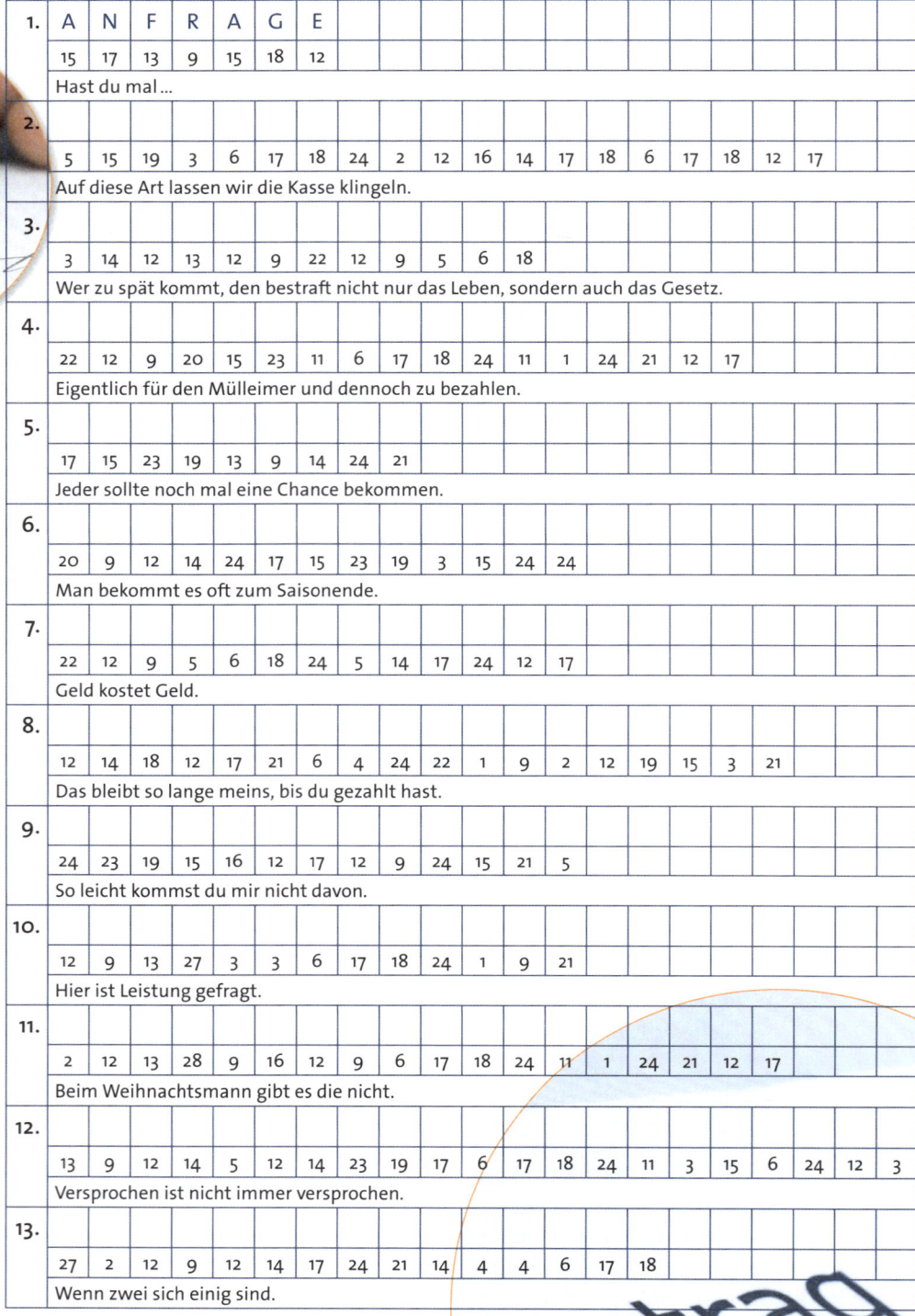

| 1. | A | N | F | R | A | G | E | | | | | | | | | | | |
|---|---|---|---|---|---|---|---|---|---|---|---|---|---|---|---|---|---|
| | 15 | 17 | 13 | 9 | 15 | 18 | 12 | | | | | | | | | | |
| | Hast du mal ... | | | | | | | | | | | | | | | | |
| 2. | | | | | | | | | | | | | | | | | |
| | 5 | 15 | 19 | 3 | 6 | 17 | 18 | 24 | 2 | 12 | 16 | 14 | 17 | 18 | 6 | 17 | 18 | 12 | 17 |
| | Auf diese Art lassen wir die Kasse klingeln. | | | | | | | | | | | | | | | | |
| 3. | | | | | | | | | | | | | | | | | |
| | 3 | 14 | 12 | 13 | 12 | 9 | 22 | 12 | 9 | 5 | 6 | 18 | | | | | |
| | Wer zu spät kommt, den bestraft nicht nur das Leben, sondern auch das Gesetz. | | | | | | | | | | | | | | | | |
| 4. | | | | | | | | | | | | | | | | | |
| | 22 | 12 | 9 | 20 | 15 | 23 | 11 | 6 | 17 | 18 | 24 | 11 | 1 | 24 | 21 | 12 | 17 |
| | Eigentlich für den Mülleimer und dennoch zu bezahlen. | | | | | | | | | | | | | | | | |
| 5. | | | | | | | | | | | | | | | | | |
| | 17 | 15 | 23 | 19 | 13 | 9 | 14 | 24 | 21 | | | | | | | | |
| | Jeder sollte noch mal eine Chance bekommen. | | | | | | | | | | | | | | | | |
| 6. | | | | | | | | | | | | | | | | | |
| | 20 | 9 | 12 | 14 | 24 | 17 | 15 | 23 | 19 | 3 | 15 | 24 | 24 | | | | |
| | Man bekommt es oft zum Saisonende. | | | | | | | | | | | | | | | | |
| 7. | | | | | | | | | | | | | | | | | |
| | 22 | 12 | 9 | 5 | 6 | 18 | 24 | 5 | 14 | 17 | 24 | 12 | 17 | | | | |
| | Geld kostet Geld. | | | | | | | | | | | | | | | | |
| 8. | | | | | | | | | | | | | | | | | |
| | 12 | 14 | 18 | 12 | 17 | 21 | 6 | 4 | 24 | 22 | 1 | 9 | 2 | 12 | 19 | 15 | 3 | 21 |
| | Das bleibt so lange meins, bis du gezahlt hast. | | | | | | | | | | | | | | | | |
| 9. | | | | | | | | | | | | | | | | | |
| | 24 | 23 | 19 | 15 | 16 | 12 | 17 | 12 | 9 | 24 | 15 | 21 | 5 | | | | |
| | So leicht kommst du mir nicht davon. | | | | | | | | | | | | | | | | |
| 10. | | | | | | | | | | | | | | | | | |
| | 12 | 9 | 13 | 27 | 3 | 3 | 6 | 17 | 18 | 24 | 1 | 9 | 21 | | | | |
| | Hier ist Leistung gefragt. | | | | | | | | | | | | | | | | |
| 11. | | | | | | | | | | | | | | | | | |
| | 2 | 12 | 13 | 28 | 9 | 16 | 12 | 9 | 6 | 17 | 18 | 24 | 11 | 1 | 24 | 21 | 12 | 17 |
| | Beim Weihnachtsmann gibt es die nicht. | | | | | | | | | | | | | | | | |
| 12. | | | | | | | | | | | | | | | | | |
| | 13 | 9 | 12 | 14 | 5 | 12 | 14 | 23 | 19 | 17 | 6 | 17 | 18 | 24 | 11 | 3 | 15 | 6 | 24 | 12 | 3 |
| | Versprochen ist nicht immer versprochen. | | | | | | | | | | | | | | | | |
| 13. | | | | | | | | | | | | | | | | | |
| | 27 | 2 | 12 | 9 | 12 | 14 | 17 | 24 | 21 | 14 | 4 | 4 | 6 | 17 | 18 | | |
| | Wenn zwei sich einig sind. | | | | | | | | | | | | | | | | |

## Vorsichtsmaßnahmen im Umgang mit Giro- und Kreditkarten

**M1**

Von Jahr zu Jahr nehmen die Fälle des Missbrauchs von Girokarten und Kreditkarten zu, das Vorgehen der Betrüger wird dabei immer raffinierter. Umso wichtiger sind Vorsichtsmaßnahmen bei der Benutzung und Aufbewahrung von Karten. Grundsätzlich müssen Sie mit Ihren Karten genauso sorgsam umgehen wie mit Bargeld!

Bewahren Sie Ihre Karten niemals zusammen mit der Geheimnummer (PIN) auf. Erhalten Sie Schreiben, in denen Ihnen Geheimnummern mitgeteilt werden, lernen Sie die Nummer auswendig und schreddern Sie das Schreiben (keinesfalls zerknüllt wegwerfen!). Geheimnummern sollten nicht notiert werden. Selbstverständlich dürfen Sie auch niemandem die Geheimnummer mitteilen.

Bevor Sie einen Geldautomaten nutzen, untersuchen Sie ihn auf Auffälligkeiten. Achten Sie auf Vorsätze am Kartenschlitz oder Minikameras. Geben Sie beim Abheben von Bargeld am Geldautomaten Ihre Geheimnummer nur verdeckt ein, indem Sie die Hand über die Tastatur halten. Mittlerweile haben viele Tastaturen einen Sichtschutz.

Kartenbetrüger benötigen allerdings nicht immer die Geheimzahl, denn einige Geschäfte arbeiten mit dem elektronischen Lastschrifteinzugsverfahren. Hier wird beim Bezahlen mit der Karte keine Nummer eingegeben, sondern auf einem Lastschriftbeleg vom Karteninhaber unterschrieben. Jeder, dem es gelingt Ihre Unterschrift nachzuahmen, kann also mit der gestohlenen Karte in Läden einkaufen, die dieses Zahlungssystem anwenden.

Mit NFC-Chip ausgestattete Girocards, Kreditkarten, Mobiltelefone und Smartwatches können Sie kontaktlos und ohne PIN bezahlen. Voraussetzung ist, dass der Einzelhändler die Technologie anbietet und der zu zahlende Betrag eine festgelegte Summe und eine bestimmte Anzahl an NFC-Transaktionen nicht übersteigt.

Lassen Sie Ihre Karte beim Bezahlen nicht aus den Augen, denn Karten auszutauschen oder Kartendaten auszuspähen, dauert nur wenige Sekunden.

Immer häufiger wird vor dem Einkauf im Internet mit der Kreditkarte gewarnt. Betrüger haben zunehmend Möglichkeiten, auf diesem Weg an die Kartendaten heranzukommen. Empfehlungen gehen dahin, auf diese Zahlungs- oder Reservierungsform zu verzichten und nur bei Anbietern mit sicheren Zahlungsalternativen einzukaufen. Auch Geldinstitute bieten Sicherungssysteme an – erkundigen Sie sich.

Lassen Sie Belege von Kreditkartenabrechnungen nicht herumliegen, sondern vernichten Sie sie gleich nach Prüfung der Abrechnung.

## Materialien

Sollte es doch passieren, dass Sie Ihre Karte verlieren oder sie Ihnen gestohlen wird, müssen Sie diese umgehend sperren lassen. Wenn Sie schnell handeln und verantwortungsbewusst mit Ihrer Karte umgegangen sind, haften Sie nicht mehr bzw. nur bis zu einer bestimmten Haftungsgrenze für eventuell auftretende Schäden. Nicht verantwortungsbewusst wäre es z. B., wenn Sie Ihren Geldbeutel unbeaufsichtigt irgendwo haben liegen lassen oder die Karte zusammen mit der PIN aufbewahrt haben. Sie sollten Telefonnummern und Hinweise zum Ablauf der Sperrung griffbereit halten. Es gibt auch einen zentralen Sperrannahmedienst mit einem Sperr-Notruf. Allerdings nehmen einige Banken nicht daran teil.

Schneidebogen für Lernfeld 6, AB 3

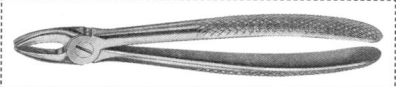
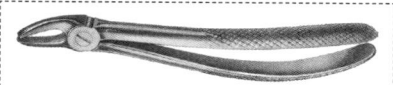
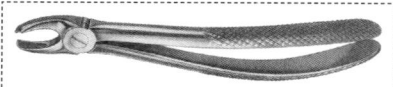
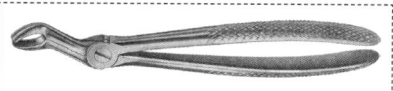
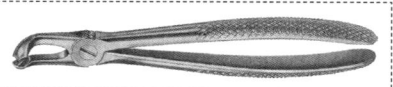
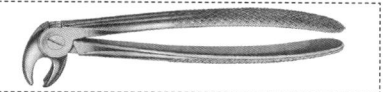
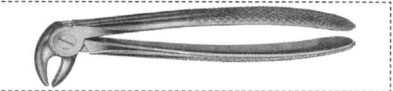
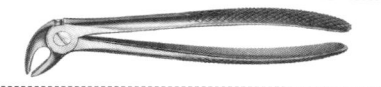